Psychosomatische Medizin
im interdisziplinären Gespräch

Herausgeber: R. Klußmann

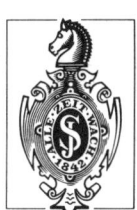

Der Krebskranke

Herausgegeben von Rudolf Klußmann
und Berthold Emmerich

Springer-Verlag Berlin Heidelberg New York
London Paris Tokyo Hong Kong Barcelona

Prof. Dr. Rudolf Klußmann
Leiter der Psychosomatischen Beratungsstelle
der Medizinischen Poliklinik der Universität München
Pettenkofer Str. 8 a, D-8000 München 2

ISBN 3-540-52786-9 Springer-Verlag Berlin Heidelberg New York
ISBN 0-387-52786-9 Springer-Verlag New York Heidelberg Berlin

CIP-Kurztitelaufnahme der Deutschen Bibliothek.

Der **Krebskranke** / hrsg. von Rudolf Klussmann u. Berthold
Emmerich. – Berlin ; Heidelberg ; New York ; London ; Paris ;
Tokyo ; Hong Kong ; Barcelona : Springer, 1990
  (Psychosomatische Medizin im interdisziplinären Gespräch ; Bd. 5)
  ISBN 3-540-52786-9 (Berlin ...) brosch.
  ISBN 0-387-52786-9 (New York ...) brosch.
NE: Klussmann, Rudolf [Hrsg.]; GT
WG: 33;11   DBN 90.110377.2   90.07.26
3227   dp

Gesamtherstellung: Graphischer Betrieb K. Triltsch, Würzburg
2119/3335-543210 – Gedruckt auf säurefreiem Papier

Vorwort

Dieser 5. Band der Reihe „Psychosomatische Medizin im interdisziplinären Gespräch" befaßt sich mit dem breiten Thema „Der Krebskranke". Das Buch ist Herrn Professor Dr. Fritz Meerwein (1922–1989) gewidmet. Meerwein, Nestor der psychoanalytisch-psychosomatischen Krebsforschung, ist selbst einer Krebserkrankung erlegen. Er starb zu einem Zeitpunkt, als die Vorbereitungen zu dem entsprechenden Symposium weitgehend abgeschlossen waren: Der Beitrag, den er vortragen wollte, ist in diesem Buch abgedruckt – unerwartet wurde es sein letzter Aufsatz. Eine Würdigung Fritz Meerweins hat Almut Sellschopp, die ihn gut kannte, ihn immer wieder um Rat fragte, verfaßt. Sie umreißt die Persönlichkeit eines ungeheuer kompetenten Arztes und Forschers, vor allem aber eines warmherzigen, integren Menschen.

Das Phänomen Krebs ist mit Vorurteilen, Ängsten, Verdrängungen besetzt und erschwert damit die rationale wie emotionale Auseinandersetzung. Bewirkt diese Angst doch eine Spaltung, die sich durch die Forschungsansätze hindurchzieht! Immer noch ist die sog. schulmedizinische Forschung von psychosomatisch-verstehender Forschung getrennt; die Forschergruppen sprechen verschiedene Sprachen, finden nur schwer den Weg zueinander. Schwierigkeiten bestehen etwa darin, daß es eine klare Definition *des* Krebses nicht geben kann; dennoch haben Zwillingsuntersuchungen, Tierversuche, die Erforschung der Umweltfaktoren u. a. einige entscheidende Zusammenhänge bei spezifischen Krebsarten aufdecken können.

Mit der Krankheit Krebs sind unheimliche Vorstellungen verbunden, die auch einen unbefangenen Zugang zum kranken Menschen erschweren, weil vorbestehende Persönlichkeitszüge überdeckt werden. Zudem ist die Zeitdauer von der ersten Zellteilung bis zur Manifestation der Erkrankung unterschiedlich lang, so daß eine „konfliktauslösende Situation", deren Eindeutigkeit die psychosomatische Diagnose erfordert, oft nicht nachvollziehbar ist. Psychometrische Tests stellen ein zu grobes Raster dar (und sind für die Patienten wegen ihrer großen Angst oft eine große Belastung), als daß sie zweifelsfreie Aussagen erlauben. Prospektive Studien sind aus verschiedenen Gründen kaum durchführbar.

Eine psychogenetische Krebstheorie der wissenschaftlichen Psychoonkologie gibt es nicht. Auch dieser Forschungszweig geht von einem multifaktoriellen Verständnis aus: es ist keine Frage, daß biopsychosoziale Umwelteinflüsse eine Rolle hinsichtlich der Verbesserung der Heilungschance mit Verlängerung des Lebens und der Einflüsse auf die Lebensqualität des Betroffenen haben. Das heißt, daß auf die Frage der Ätiopathogenese in der psychosomatischen Forschung nicht allzu großer Wert gelegt werden sollte. Vielmehr sollten – im Sinne einer präventiven Medizin – erste Zeichen frühkindlicher emotionaler Deprivation (z. B. über die Primordialsymptomatik) ernst genommen, die Hintergründe aufgedeckt und – wenn möglich – im Familienverband bearbeitet werden. Weiterhin sollte über die Complianceforschung die Arzt-Patienten-Beziehung unter Berücksichtigung der psychosozialen Faktoren verbessert, die Krankheitsverarbeitung und -bewältigung dadurch erleichtert und damit die Lebensqualität des Krebskranken gehoben werden.

Dieses darf auch als Ergebnis der Tagung gelten, deren Beiträge hier abgedruckt sind. Sie weisen über eine Ätiopathogeneseforschung hinaus, berücksichtigen die jungen wie die älteren Krebskranken und deren Familien, auch die Begleitung der Sterbenden. Die oft vermißte Beziehung zwischen universitär abgehobener Wissenschaftlichkeit und praktischer Bedeutung der Forschungsergebnisse stellt der niedergelassene Internist Georg Dudek mit seinem Beitrag her und rundet dadurch die verschiedenen Denk- und Untersuchungsansätze mit Beispielen aus der Praxis ab.

Dank gilt allen Autoren, die es verstanden haben, ihre Vorträge des Symposiums in gut leserliche Beiträge umzuformulieren, teils auch sinnvoll zu ergänzen. Die Zusammenarbeit mit dem Springer-Verlag war wie gewohnt gut, von hoher Kompetenz, Gründlichkeit und Kooperationsbereitschaft geprägt. Ihm gilt ebenfalls ein besonderer Dank.

Rudolf Klußmann
Berthold Emmerich

Inhaltsverzeichnis

Autorenverzeichnis

Bahnson, C. Bahne, Prof. Dr. med.
Roonstr. 3, 2300 Kiel

Bassler, M., Dr. med.
Klinik für Psychosomatische Medizin und Psychotherapie der Universität,
Untere Zahlbacher Str. 8, 6500 Mainz

Beutel, M., Dr. med.
Institut und Poliklinik für Psychosomatische Medizin, Psychotherapie
und Medizinische Psychologie der Technischen Universität,
Langerstr. 3, 8000 München 80

Dudek, G., Dr. med.
Internist (Psychoanalyse) in freier Praxis,
Hartwaldstr. 11, 8000 München 70

Emmerich, B., Prof. Dr. med.
Medizinische Klinik Innenstadt der Universität,
Ziemssenstr. 1, 8000 München 2

Fink, U., Prof. Dr. med.
Chirurgische Klinik im Klinikum rechts der Isar der Technischen Universität,
Ismaninger Str. 22, 8000 München 80

Häberle, H., M.A., Soziologin
Psychosoziale Nachsorgeeinrichtung und Fortbildungsseminar,
Chirurgische Klinik der Universität, Ernst-Moro-Haus,
Im Neuenheimer Feld 155, 6900 Heidelberg

Henrich, G., Dipl.-Psych.
Institut und Poliklinik für Psychosomatische Medizin, Psychotherapie
und Medizinische Psychologie der Technischen Universität,
Langerstr. 3, 8000 München 80

Hoffmann, S. O., Prof. Dr. med., Dipl.-Psych.
Klinik für Psychosomatische Medizin und Psychotherapie der Universität,
Untere Zahlbacher Str. 8, 6500 Mainz

Kerekjarto, M. von, Prof. Dr. phil.
II. Medizinische Klinik, Abt. für Medizinische Psychologie,
Universitätskrankenhaus Eppendorf,
Martinistr. 52, 2000 Hamburg 20

Klußmann, R., Prof. Dr. med.
Medizinische Poliklinik der Universität,
Pettenkoferstr. 8a, 8000 München 2

Köhle, K., Prof. Dr. med.
Institut für Psychosomatik und Psychotherapie der Universität zu Köln,
Joseph-Stelzmann-Str. 9, 5000 Köln 41

Meerwein, F., Prof. Dr. med. †
Mühlenbacherstr. 82, CH-8008 Zürich

Muck-Weich, Chr., Dipl-Psych.
Institut für Psychosomatik und Psychotherapie der Universität zu Köln,
Joseph-Stelzmann-Str. 9, 5000 Köln 41

Radebold, H., Prof. Dr. med.
Interdisziplinäre Arbeitsgruppe für Angewandte Soziale Gerontologie,
Fachbereich 04 der Universität,
Möncheberggasse 19 B, 3500 Kassel

Ruoff, G., Dipl.-Psych.
Psychosoziale Nachsorgeeinrichtung und Fortbildungsseminar,
Chirurgische Klinik der Universität, Ernst-Moro-Haus,
Im Neuenheimer Feld 155, 6900 Heidelberg

Schwarz, R., Dr. med., Dipl.-Soz.
Psychosoziale Nachsorgeeinrichtung und Fortbildungsseminar,
Chirurgische Klinik der Universität, Ernst-Moro-Haus,
Im Neuenheimer Feld 155, 6900 Heidelberg

Sellschopp, A., Dr. phil.
Institut und Poliklinik für Psychosomatische Medizin, Psychotherapie
und Medizinische Psychologie der Technischen Universität,
Langerstr. 3, 8000 München 80

In memoriam Fritz Meerwein

A. Sellschopp

Im Namen aller an dieser Veranstaltung Beteiligten möchte ich einleitend Herrn Prof. Meerweins gedenken. Dieses Symposium sollte unter seiner Mitwirkung stattfinden. Er ist jedoch am 30. April 1989 an den Folgen seines Karzinoms verstorben.

Fritz Meerwein war Arzt, Psychoanalytiker. Gebürtig aus Basel, lebte er die wichtigsten Jahre seines Lebens in Zürich. Vielen von uns war er Lehrer, Mentor, Ratgeber, in dem Bereich, dem er in den letzten Jahren zunehmendes Interesse zuwandte – der Psychoonkologie – in der er internationalen Ruhm und Ansehen gewann. Sicher gibt es niemanden im deutschsprachigen Raum, der – wenn er sich mit psychoonkologischen Fragen beschäftigte – nicht eines seiner Standardwerke für seine Arbeit nutzbringend herangezogen hat: *Das ärztliche Gespräch,* die *Einführung in die Psychoonkologie* oder die mit Bräutigam gemeinsam herausgegebenen *Gespräche mit Krebskranken.* Vielleicht weniger die etwas schwierig aufzufindenden, in kleinen Journalen eher versteckten als veröffentlichten Kostbarkeiten seiner Schriften, wie z. B. die Arbeit über die Krankheit Rilkes oder seinen wie ein „Crescendo" (Bräutigam) kurz vor Krankheitsausbruch niedergeschriebener Aufsatz „Spute dich, Kronos, fort den rasselnden Trott". Hier hat Meerwein die im Erleben der Unsterblichkeit bei Schwerkranken nachlassende Ambivalenz des Nebeneinanders von Liebe und Haß, Gut und Böse in einer Kühnheit und Intensität beschrieben, die – wie Bräutigam in seiner Abschiedsrede meint – die eigene Katastrophe vielleicht ahnen ließ.

Auch wenn er einer Vielfalt von Denkansätzen aufgeschlossen gegenüberstand, die er immer auf eine leise, nachdenkliche Weise gelten ließ, wurde für ihn in den letzten Jahren die Psychoanalyse auch in der psychosomatischen Onkologie immer mehr zum gültigen Denkansatz. Für sie warb er – äußerlich im Konsildienst des Kantonsspitals Zürich, in der Stiftung Psychoonkologie, die er ins Leben gerufen hat, in ungezählten Fortbildungen, Vorträgen und öffentlichen Auftritten –, unterstrichen durch die ruhige Verhaltenheit seiner Person.

So wie es Meerweins wichtigstes Thema war, die Beziehung zu erforschen, die wir zu unseren Patienten haben, das zu kultivieren, was ihnen gut tut, was er als Festhalten, als Tragen, als grenzendes Beschützen beschrieben hat, so verstand er auch die Arbeit in der Begleitung von Krebskranken. Als einen Schutz, eine Bewahrung, von der er glaubte, daß sie der Gesunde nicht brauche, wohl aber der Kranke und auch wir als sein Begleiter, als Bollwerk gegen eine zu tiefe Resignation in der Identifikation mit ihm. Es wuchs für Meerwein aus der Identifikation, aber der damit immer gegebenen Verpflichtung zur Begrenzung, der Mischung aus Nähe und Distanz, die ihm auch im Umgang mit seinem eigenen Leiden bis zum Schluß noch die Möglichkeit gab, kreativ Begegnung fortzusetzen und die Zukunft zu planen. Wie sehr wir uns gewünscht hätten, ihn an dieser Tagung dabei zu haben, zeigt, wie oft sie verschoben wurde.

Vielleicht kann auch gerade dieses kurze Gedenken an ihn eben jenes Verhältnis von Nähe und Distanz anrühren, wie Meerwein es sicher, wenn er könnte, wünschen würde. Denn ist nicht auch die Erinnerung eine Weise, in Begrenzung dabeizusein?

Zur Bedeutung des Wortes „Krebs" im täglichen Sprachgebrauch, in der Mythologie, im Traum *

R. Klußmann

Die Herkunft des Wortes „Krebs" ist nicht eindeutig: „Karkinos" heißt soviel wie „Gitter", „Panzer" und wird im Neugriechischen für das Tierkreiszeichen „Krebs" verwendet. Für die Krankheit „Krebs" wurde der Begriff zuerst auf einer Keilschrift um 800 v. Chr. in der Bibliothek von Ninive entdeckt. Warum dieses Wort für diese Art von Krankheiten gewählt wurde, ist unklar.

Der Arzt verwendet diese Bezeichnung für jede Art eines bösartigen Tumors, teils im Sinne einer umschriebenen, chirurgisch entfernbaren Neubildung, teils als eine disseminierte, lebensbedrohliche Krankheit. Der Laie hingegen verbindet mit der Krankheit Hilf- und Hoffnungslosigkeit, Einsamkeit, Schmerzen, Sterben und Tod. Dem Laien wie dem Arzt ist die Angst vor dem Ende unseres irdischen Daseins gemeinsam. Aus den jeweils verschiedenen Vorstellungen und Bedeutungsinhalten ergeben sich jedoch Mißverständnisse zwischen Arzt und Patient. Der Arzt verbirgt seine Angst vor Krankheit und Tod nicht selten hinter seinem technischen Wissen und Können. Der betroffene Patient baut oft eine emotionale Fassade auf, um auf diese Weise sein inneres Gleichgewicht zu erhalten. Beide, vom Unbewußten gesteuerten Verhaltensweisen (Abwehrmechanismen) mindern zwar die verborgene Depression und Angst, verhindern jedoch eine Auseinandersetzung mit unserem Selbstwerdungsprozeß und mit der Endlichkeit unseres Daseins.

Ein Blick in die Mythologie und in das Traumgeschehen mag da weiterhelfen. Die Mythologie entsteht ja aus dem Stoff des Nichtsagbaren, Unerklärlichen, Unaussprechbaren und führt zu Phantasien der Innenwelt, die sich in Projektionen in die Außenwelt wiederfinden. So ist die griechische Götterwelt zu verstehen.

Mythisch ist das Wasser mit Phantasiegestalten und entsprechenden Göttern (z. B. Nereus, Poseidon) bevölkert, ähnlich wie der reich besetzte Himmel. Der Bezug zu unserer affektiven Lage ist allzu deutlich: wo das rationale Bewußtsein des Menschen zu einer Erklärung nicht ausreicht, wo es sich nicht auszudrücken vermag, projizieren wir – aussagbar in Bildern – unsere Innenwelt in das Wasser, an den Himmel.

Der Krebs gehört zur Welt des Wassers. Er ist ein wirbelloses, uns damit um so fremderes, durch einen Panzer geschütztes Wassertier, das alles um sich herum

---

* Mit Dank an Franz Schlederer, Dr. phil. habil., Studiendirektor, tiefenpsychologisch orientierte Pädagogik, Institut für Pädagogik II der Universität München, für die freundliche Korrektur dieses Beitrages.

verschlingt, auch Aas frißt. Zudem geht er rückwärts und buddelt sich in den Sand ein, zieht sich zurück. Er ist uns fremd, emotional weit entfernt – ähnlich wie die Spinne – und hat damit eine Verbindung zum Irrationalen, das ängstigt. Wir fühlen uns bedroht und wehren uns unüberlegt durch ein Zertreten – wie bei der Spinne. Die Beziehung zum Wasser ist ein Hinweis auf Überraschungen, auf Tiefe, Unbewußtes, Unaussprechliches, Angstauslösendes.

Ein Krebs kommt in der Herakles-Sage vor. Der Sohn des Zeus und der sterblichen Alkmene soll getreu dem Willen seines Vaters alles Böse zum Wohl der Menschen bekämpfen. Habe er das geschafft, werde auch er unsterblich.

Diesen Weg des Heros geht er im Auftrag seines Vetters Eurystheus, der ihm in 12 Jahren 12 Arbeiten auferlegt. Eine davon ist die Vernichtung der lernäischen Hydra, der vielköpfigen Wasserschlange.

Diese lebt in der Nähe der uralten Stadt Lerna bei Argos in ihrem Nest bei der Quelle Amymone. Herakles schießt mit feurigen Pfeilen in ihre Höhle und zwingt Hydra so zum Erscheinen. Mit einem Sichelschwert gelingt es ihm schließlich, ihr alle, auch die nachwachsenden Köpfe abzuschlagen.

Interessant ist, daß seine Arbeit durch einen riesigen Krebs – den Hüter des Ortes –, der ihn in den Fuß beißt, erschwert wird. Voller Zorn zerschlägt Herakles, nachdem er Iolaos zu Hilfe geholt hat, die Panzerschale des Tieres.

Als Dank für seine Unterstützung der Hydra erhebt Hera den Riesenkrebs an den Himmel als Zeichen im Tierkreis neben den Löwen. Kerenyi schreibt dazu:

> Es ist die Stelle, wo nach der Lehre der Sterndeuter die Seelen der Menschen in niderigere Regionen hinuntersteigen. Im Zeichen des Krebses beginnt die unterweltliche Hälfte des Himmels.

Herakles ist sterblich, weil er von Zeus mit einer sterblichen Frau gezeugt wurde. Er muß eine lange irdische Bahn durchlaufen, ehe er seinen Einzug in die göttliche Welt des Olymp feiern kann.

Sein Name heißt: „Dem Hera den Ruhm gab". Hieraus wird der Konflikt ersichtlich: einerseits muß er die böse Hera bekämpfen, um in den Götterhimmel aufzusteigen, andererseits verschafft sie ihm seinen Ruhm. Die Ehegöttin Hera (zu unterscheiden von der Mutter Demeter) ist eifersüchtig, aber wohl ambivalent dem Kind gegenüber. So reicht sie – zunächst nicht um die Herkunft wissend – dem Baby Herakles die Brust, wirft aber das Kind von sich, als es mit solch einer Kraft saugt, daß sie es nicht mehr aushält. (Durch die weiterfließende Milch ist die Milchstraße entstanden.)

Nach der Sage können wir davon ausgehen, daß der Krebs zu der Welt des Bösen gehört, zum Schattenreich. Er behindert den Weg in die Selbständigkeit, zur Individuation, hält zurück im Kampf gegen die dunklen Mächte, gegen das Teuflische – auch gegen die Welt des eifersüchtig-kalten Weiblichen – und versucht, uns den Weg zu uns selber zu versperren. Aber auch die Antinomie wird deutlich: erst durch den Kampf mit dem Bösen und dessen Überwindung wird es Herakles („dem Hera den Ruhm gab") möglich, zu sich selber zu finden. Der Krebs verstärkt den Kampf und wird auch dafür belohnt, indem er an den Himmel gesetzt wird. Neben dem bösen Aspekt der – wie wir sagen – verschlingenden Mutter steht also der positive, der den Sohn zu seinen Taten, zur Individuation anreizt und treibt.

Auch für die Psychologie des Tierkreiszeichens markiert der Krebs eine Rückbesinnung auf das Gefühlserleben, die Wende: der Sonnenhochstand ist überschritten, der Weg des Abstiegs mit dem Hinweis auf das Ende unseres Daseins ist vorgezeichnet. „Die Sterne bestimmen unser Schicksal", heißt es – so auch der Krebs? Auf jeden Fall ist der Mensch reif geworden, wenn er sein Schicksal annehmen kann

– zu unterliegen,
– krank zu werden,
– zu sterben.

Der unbegrenzt, ziellos wuchernde Krebs setzt mit aller Macht unserem Größenselbst Grenzen, weist uns in unsere Schranken. Von hier aus – und will uns das der Mythos sagen? – ist das Paradoxon zu verstehen, daß die Krankheit als erster Schritt zur Gesundung gesehen werden kann.

Parallelen finden wir in Träumen, in denen der Krebs vorkommt. Er bedeutet nicht selten etwas Un- und Übermenschliches, etwas „Tierisches", das rückwärts und in die Tiefe geht und uns zurückzuziehen droht in den Uroboros.

Jung (1943, S. 147–148) berichtet den Traum einer jungen Analysandin: Die Träumerin „ist im Begriff, einen breiten Bach zu überschreiten. Es ist keine Brücke da. Sie findet aber eine Stelle, wo sie ihn überschreiten kann. Wie sie eben im Begriff ist, es zu tun, faßt sie ein großer Krebs, der im Wasser verborgen lag, am Fuß und läßt sie nicht mehr los. Sie erwacht mit Angst." Jung berichtet auch aufgrund von Einfällen der Patienten von der unerwarteten Gefahr, daß der Krebs die Träumerin als ganze Persönlichkeit hinunterzuziehen drohe: „Diese Gefahr ist wie eine Krankheit, die tötet, die heimlich irgendwo entsteht und unheilbar (übermächtig) ist" (S. 154).

Erinnert werden wir hier an den sog. „Schatten", die „andere Seite", den „dunklen Bruder", in uns. Es handelt sich um die unentwickelte und darum undifferenzierte Funktion, die minderwertig entwickelte Einstellungsweise in uns, die man „aus moralischen, ästhetischen oder sonstwelchen Gründen verwirft und nicht aufkommen läßt, weil sie zu den bewußten Prinzipien im Gegensatz steht" (Jacobi 1940, S. 170, 171). Es sei aber darauf hingewiesen, daß durch den „Schatten" die „lichte" Seite in uns mitdefiniert wird.

Der „Schatten", das „persönliche Dunkel" steht für die Personifikation der während unseres Lebens nicht zugelassenen, verworfenen, verdrängten Inhalte unserer Psyche. Er steht – wie Jacobi (1940) es formuliert – an der Schwelle zu den Müttern, zum Unbewußten. Erst die Akzeptanz, die Auseinandersetzung mit ihm, kann uns den Weg zum Schöpferischen wie zur Individuation weisen.

Finden wir also eine Verbindung zwischen der Welt des Dunklen, Bösen, Teuflischen – repräsentiert u.a. durch den Krebs, der zurückschreitet, zurückhält, gepanzert ist – und dem „Krebs" mit all seinen Konsequenzen? Liegt hier vielleicht der Hintergrund dafür, daß für diese Art Erkrankungen gerade dieser Begriff bereits im Altertum gewählt wurde?

An eine Verbindung zum Krebs kann auch dann gedacht werden, wenn sich die Regression in der Phantasie als Lebenslüge ausdrückt und unsere Aufgabe im Symbiose-Trennungs-Individuationsprozeß mit der Entfaltung unseres Selbst in Phantasie, Realität und v. a. in unseren Beziehungen nicht gelingt.

Zum Schluß sei aus dem Kommentar Jungs (1943, S. 154) zu dem Traum der Patientin folgender Satz zitiert: Der Krebs droht die Träumerin als ganze Persönlichkeit hinunterzuziehen: „diese Gefahr ist wie eine Krankheit, die tötet, die heimlich irgendwo entsteht und unheilbar (übermächtig) ist."

Literatur

Jacobi J (1940) Die Psychologie von C. G. Jung. Rascher, Zürich
Jung CG (1943) Über die Psychologie des Unbewußten. Rascher, Zürich
Kerenyi K (1966) Die Mythologie der Griechen. Deutscher Taschenbuchverlag, München
Ranke-Graves R von (1955) Griechische Mythologie. Rowohlt, Reinbek
Riemann F (1976) Lebenshilfe Astrologie. Pfeiffer, München

Zum Verständnis des Krebskranken

Zur Psychoonkologie:
Erfahrungen – Überlegungen – Fragen*

R. Klußmann

Tiefenpsychologisch orientierte psychosomatische Forschung hat zu einer langen Literaturliste über die sog. Krebspersönlichkeit geführt, mit eindrucksvollen Ergebnissen insbesondere in Einzelfalldarstellungen. Frühkindliche Entwicklungsstörungen und Deprivationssituationen haben dabei hochgradig angepaßte Persönlichkeiten hervorgebracht. Es besteht eine offensichtliche Diskrepanz zwischen der anscheinend problemlosen äußeren Fassade mit betonter Freundlichkeit und Angepaßtheit und der erheblich konfliktbeladenen Vergangenheit, die für den Geübten im Affekt- und Bindungsbereich in der Gegenübertragung zu spüren ist. Die Erklärung leuchtet ein: unbewußte seelische Operationen ermöglichen es dem Kranken, seine persönliche Integrität, sein Selbst, seine individuelle seelische Konstanz zu erhalten. Verleugnung, Spaltung, Projektion, Identifikation sind für den Fachmann gängige, leicht nachvollziehbare, unbewußt-seelische Phänomene, die dazu dienen, eine Fragmentierung der Persönlichkeit hintanzuhalten.

Der sog. Objektverlust scheint in diesem Zusammenhang eine besondere Rolle zu spielen. Es handelt sich um den Verlust wertvoller Objekte, wobei der Trauerprozeß des Verlusts nicht zur Verarbeitung führt, sondern in Hilfs- und Hoffnungslosigkeit und den Zustand des Aufgebens und Aufgegebenseins ausmündet. Das führt zu einer erhöhten Krankheitsanfälligkeit, jedoch nicht unbedingt zu einem bösartigen Tumor. Hoffnungslosigkeit als Stimmung wurde jedoch bei Krebskranken immer wieder als entwicklungspsychologisch begründeter Affektzustand gefunden. Diese Stimmung kann später wieder aufleben, wenn eine enge Bezugsperson verlorengeht. Bei fehlender psychischer Verarbeitung kann nach Monaten bis wenigen Jahren eine Krebserkrankung manifest werden. Von einer Spezifitätstheorie sind wir jedoch weit entfernt. Der Psychoanalytiker lernt im Verlauf der analytischen Kur seine Analysand(inn)en in ihrer Gesamtpersönlichkeit mit dem entwicklungsgeschichtlichen Schicksal, in ihren Widerständen, Abwehrformationen, Übertragungen, z.T. auch in ihren psychosomatischen Reaktionen gut kennen – so vielleicht auch den Krebskranken?

In diesem Zusammenhang sei auf die Begegnung mit 3 meiner Analysandinnen und an das Schicksal eines engen Freundes, der vor 10 Jahren starb, kurz skizziert eingegangen. Die Analysandinnen hatten einen Brustkrebs entwickelt, der Freund eine Leukämie.

---

* Herrn Professor Dr. med. Walter Seitz zum 85. Geburtstag.

Meine 3 Patientinnen hatten ihre mehrjährige Analyse beendet. Es war viel passiert, viel hatte sich geändert. Einige wenige Jahre nach Beendigung der Behandlung baten sie um einen Termin, kamen zu mir und teilten mir in dem Gespräch, das in freundlicher Atmosphäre stattfand, ihre neue Diagnose mit. Einen Zusammenhang zu der analytischen Kur stellten sie dabei nicht her. Verzweiflung war auch nicht zu spüren, eher ein Stück kindlicher Hilflosigkeit mit dem Bedürfnis, „es loszuwerden".

Neben psychosomatischen Allgemeinsymptomen ohne Spezifität hatten die Patientinnen v. a. Beziehungsstörungen zu dem Entschluß geführt, eine analytische Behandlung durchzuführen.

Patientin 1:

Die Kollegin und jetzt als Psychotherapeutin tätige 50jährige Frau hatte einen Wandel ihres Charakters mit außerordentlich strengen, harten und rigiden Zügen – auch ihren 3 Kindern, ihrem Ehemann und sich selbst gegenüber – zu einer lockeren, umgänglichen, genießenden, Feste feiernden, gern tanzenden Persönlichkeit durchgemacht. Zwei Jahre nach Abschluß der Analyse teilte sie mir den Befund gleich nach Diagnosestellung mit.

Patientin 2:

Die groß gewachsene, freundlich-zwanghafte, sympathische Laborantin lebte jahrelang mit ihrer Katze eine weitgehende „vita minima", kam in ihrem Beruf gut mit ihren Kolleginnen und Kollegen aus, war jedoch letztendlich beziehungsunfähig. Langsam einsetzende multiple, jedoch mit den üblichen klinischen Möglichkeiten nicht faßbare Beschwerden wiesen ihr schließlich den Weg in die Psychoanalyse. Diese gestaltete sich als zäh, langwierig, mit langen Strecken großer Frustration und Enttäuschung auf beiden Seiten. Eine Änderung des Lebensentwurfs trat langsam, jedoch zunehmend deutlicher werdend ein; sie probierte neu Gesehenes, gelernt Erlebtes im Beziehungsbereich in der Realität aus und lebt heute – wie sie sagt – zufrieden und glücklich in ehelicher Partnerschaft und kann die Angebote des Lebens wahrnehmen und z. T. genießen. Vier Jahre nach Beendigung der Analyse (5 Jahre nach der Eheschließung) meldete sie sich bei mir an. Sie wollte mir mitteilen, daß ihre beiden Brüste wegen einer Krebserkrankung abgenommen worden seien.

Patientin 3:

Die dritte Analysandin war Lehrerin. Sie änderte sich während der 2½jährigen Analyse kaum. Rationalisierungen Intellektualisierungen ließen Gefühle kaum zu, waren auch als Abwehr kaum zu bearbeiten. Die hohe Begabung und der Leidensdruck führten jedoch dazu, daß sie Erkenntnisse in ihrer Umwelt ausprobierte. Das schien v. a. ihren Kindern, die sie bisher streng behandelt hatte, zugute zu kommen. Die analytische Kur bewertete sie für sich als positiv, beendete sie, als die Kasse nicht mehr zahlte, obwohl eine Fortführung der Therapie ihren äußeren Reichtum kaum geschmälert hätte. Drei Jahre nach Therapieende kam sie zu mir, um mir von ihrer neuen, der Krebserkrankung, zu berichten.

Alle Patientinnen hatte ich im Laufe der Behandlung trotz ihrer Rigidität – ich möchte sagen – liebgewonnen. Ich freute mich über Veränderungen und war davon überzeugt, daß zumindest die beiden ersten Analysandinnen wesentlich an Lebensqualität gewonnen hatten. Das war auch so – aber jetzt mit der Einschränkung, daß sie von einer Krebserkrankung erfaßt worden waren.

Vor etwa 10 Jahren habe ich einen guten Freund durch eine Leukämie verloren. Sein Schicksal kam mir jetzt wieder deutlich in Erinnerung. Er war sehr verschlossen gewesen, in Beziehungen unbeholfen, zurückgezogen. Als Maler lebte er ganz

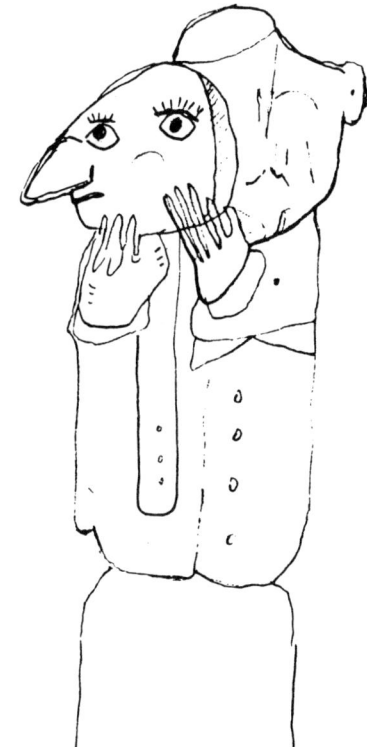

Abb. 1. „Mensch ohne Gesicht mit Maske"   1978

seinen kreativen Möglichkeiten. Seine Bilder sind von großer Ausdruckskraft. Sein konventioneller Beruf als Richter war ihm fremd geblieben. Dieser verlangte Kommunikation: und vor allem mußte er Urteile über andere aussprechen. Er hatte stets den Drang, die Hintergründe seines eigenen Verhaltens und seines Wesens aufzudecken und begab sich in Psychoanalyse. Seine Einsamkeit bedrückte ihn. Er zeichnete zu dieser Zeit einen „Menschen ohne Gesicht mit Maske" (Abb. 1).

Nach langem Suchen hat er sich schließlich einer Partnerin – auch Juristin – zugewandt, war froh über die Bindung und Heirat, freute sich an seiner Tochter, die 1 Jahr später geboren wurde. Beruf, Bindung und Vaterschaft hatten dazu geführt, daß er seine Malerei weitgehend aufgab. Auf einem Bild läßt er den makaber aussehenden Schachtelteufel unvermutet hochschnellen – es wirkt wie ein photographisches Negativbild seiner seelischen Situation (Abb. 2).

Der Einschnitt, den dieser Wandel bei ihm bedeuten mußte, wird aus einigen seiner Äußerungen deutlich:

– Wenn ich male, werde ich besessen. Welch ein Unglück, wenn keine Leinwand, kein Bleistift, kein Papier zur Verfügung steht
– Kunst kann sich nur im Widerstand verwirklichen.
– Wenn ich reden wollte, brauchte ich nicht zu malen.
– Es gibt Worte, die noch nicht verbraucht sind: Abschied nehmen, schmerzlich, unwiederbringlich.

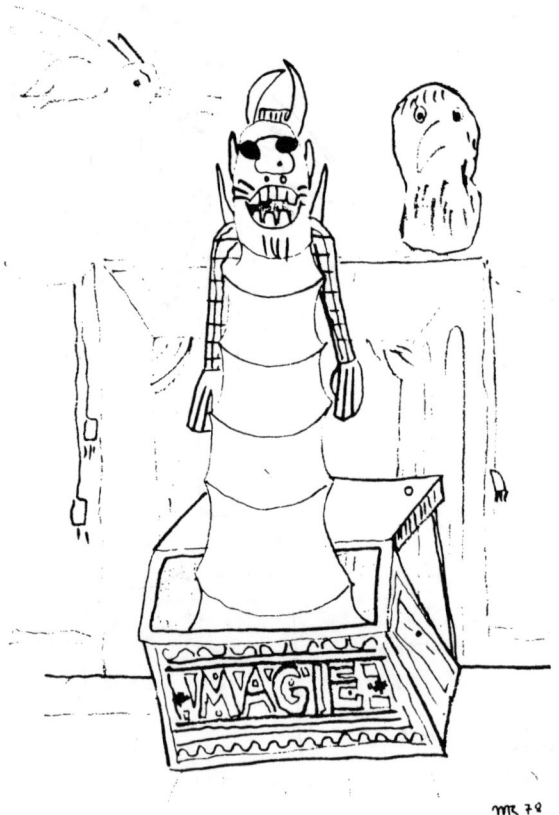

Abb. 2. „Der Schachtelteufel schnellt unvermutet aus der buntbemalten Schatulle hervor. Die Schachtel ist in roten und silbernen Farben mit magischen Zeichen verziert. Rätselhafte Buchstaben versprechen dem Suchenden die Lösung des Rätsels. Warum hast Du mich geweckt?"

Oder in Verbindung zu seinem Beruf:

– was für einen Künstler früher das Hungern war, ist für mich die juristische Tätigkeit.
– Der Künstler zweifelt, zerreißt, sprengt Bestehendes; der Jurist baut auf Bestehendes.

Die Wendung in seinem Leben erfolgte einige Monate vor Ausbruch seiner Leukämie. Er hatte seine Eigenheiten aufgegeben zugunsten eines gesellschaftlich akzeptierten Lebens (Abb. 3). Sein Gesicht hatte eine Maske bekommen – zu spät! Er malt noch einige Städtebilder, die wie eine Vorahnung auf seine etwas später eintretende Erkrankung wirken. Er selbst – von seiner Krankheit noch nichts ahnend – sagt dazu:

Die Stadt, das ist der Wirrwarr, in dem ich mich nicht zurecht finde ... Da kann ich mich nur retten, indem ich die Stadt von oben, aus der Vogelperspektive male. Die Stadt, das ist mein durcheinander geratenes chaotisch wucherndes Blutbild, rote und weiße Blutkörperchen, alles über den Haufen geworfen ....

Das Bild mutet an wie ein entartetes Blutbild, wie ein krankes Knochenmark (Abb. 4).

Gehen wir zu weit, wenn wir fragen, ob die rasante Bildung junger, unreifer Leukozyten zur Abwehr auch psychisch ungebetener Eindringlinge eingesetzt wird, ob die eigentliche Funktion der Leukozyten im Sinne einer Abwehr von

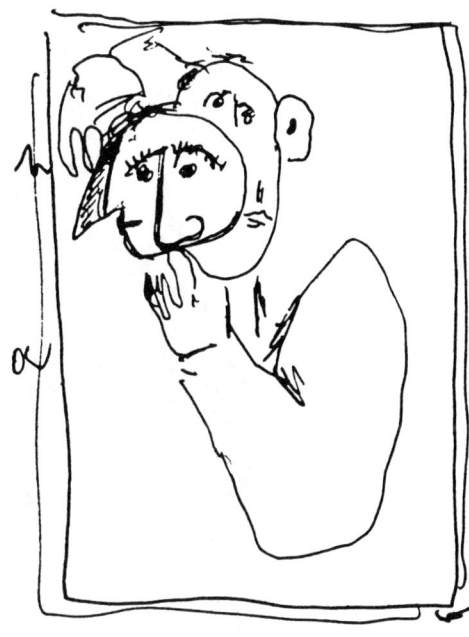

Abb. 3. „Gesicht mit Maske"

Bakterien und Fremdmaterial in übertriebener, ja selbstdestruktiver Weise eingesetzt wird, psychodynamisch verstanden als ein zum Tode führender Selbstheilungsversuch?

Die Apokalypse zeigt sich in dem folgenden Bild (Abb. 5): Bedrohende Mächte zerstören die sich in den Himmel fressende Stadt, ängstlich kauernd wie ein letzter Rettungsversuch ballen sich viele Häuser an dem dunklen Felsbrocken unten zusammen.

Meine 3 Patientinnen machten bei der Wiederbegegnung einen stabilen Eindruck – ich selber fühle und fühlte mich hilflos; Zweifel an dem Beruf des Psychoanalytikers kommen auf. Aber – hat die Therapie überhaupt etwas mit den Krebserkrankungen zu tun? Unterliege ich der Hybris, daß psychoanalytische Psychotherapie so viel bewirken kann, daß durch die zweifellos erfolgten Persönlichkeitsveränderungen ein Brustkrebs entstehen kann? Oder ist es anders: haben Anlage, Organismus und außerpsychische Umwelt zur Entstehung der Tumoren entscheidend beigetragen? Hat aber die psychoanalytische Psychotherapie vielleicht doch als Auslöser fungiert?

Bei allen beschriebenen Betroffenen fand ich die Literatur zur Krebspersönlichkeit bestätigt – mit ihren Schwierigkeiten, eigene Gefühle anzunehmen, auszuleben, und insbesondere mit ihren Problemen im Beziehungsbereich. Der „rätselhafte Sprung vom Seelischen ins Körperliche" bleibt bestehen. Eine Vielzahl von Fragen ergibt sich:

– Warum kommt es bei den grob gezeichneten Zusammenhängen gerade zu einer Krebserkrankung, wo doch vergleichbare seelische Konstellationen bei verschiedenen gravierenden psychosomatischen Erkrankungen zu finden sind?

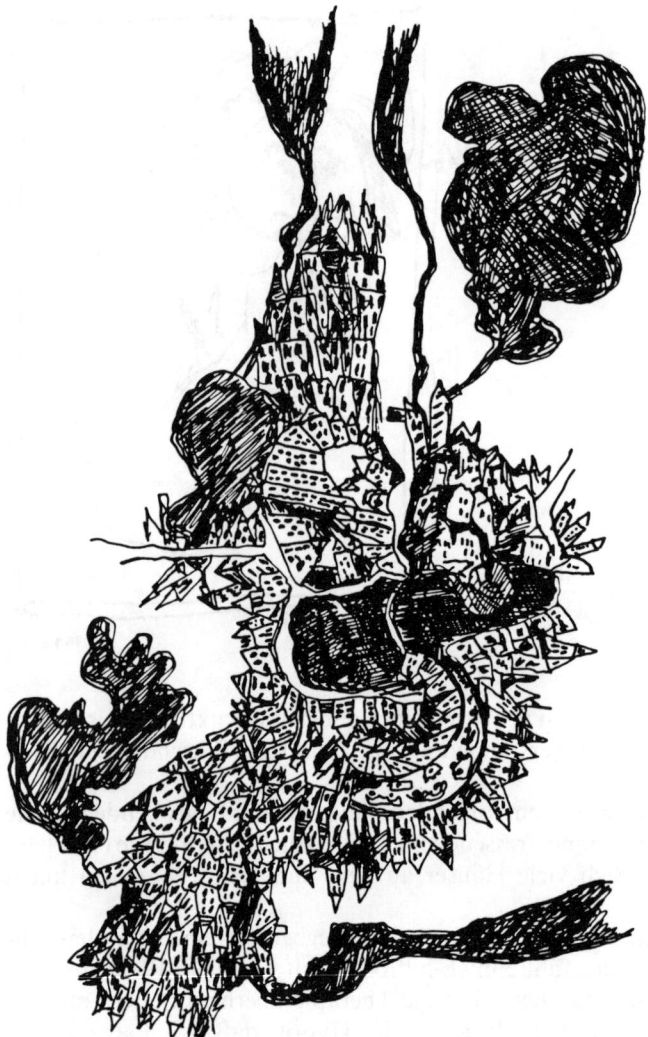

Abb. 4. „Die Stadt, das ist mein durcheinander geratenes chaotisch wucherndes Blutbild, rote und weiße Blutkörperchen, alles über einen Haufen geworfen..."

- Die zentrale Frage heißt: Inwieweit ist sichergestellt, daß die gefundenen Ergebnisse nicht Ursache, sondern Folge der Erkrankung sind?
- Also: Welchen Einfluß kann man psychosozialen Faktoren überhaupt im Verlauf einer Krebserkrankung zuschreiben?
- Und: Wie steht es um die sekundär psychische Krankheitsverarbeitung? Leitet diese womöglich einen Circulus vitiosus ein?
- Gibt es charakteristische Lebenskrisen vor Ausbruch der Krebserkrankung? – Kann diese Frage überhaupt gestellt werden, wo unklar ist, wann es zu einer ersten pathologischen Zellteilung kommt?
- Das Phänomen „Krebs" kann nicht einheitlich definiert werden. Können wir überhaupt einheitliche Forschungsergebnisse erwarten, wo verschiedene Aus-

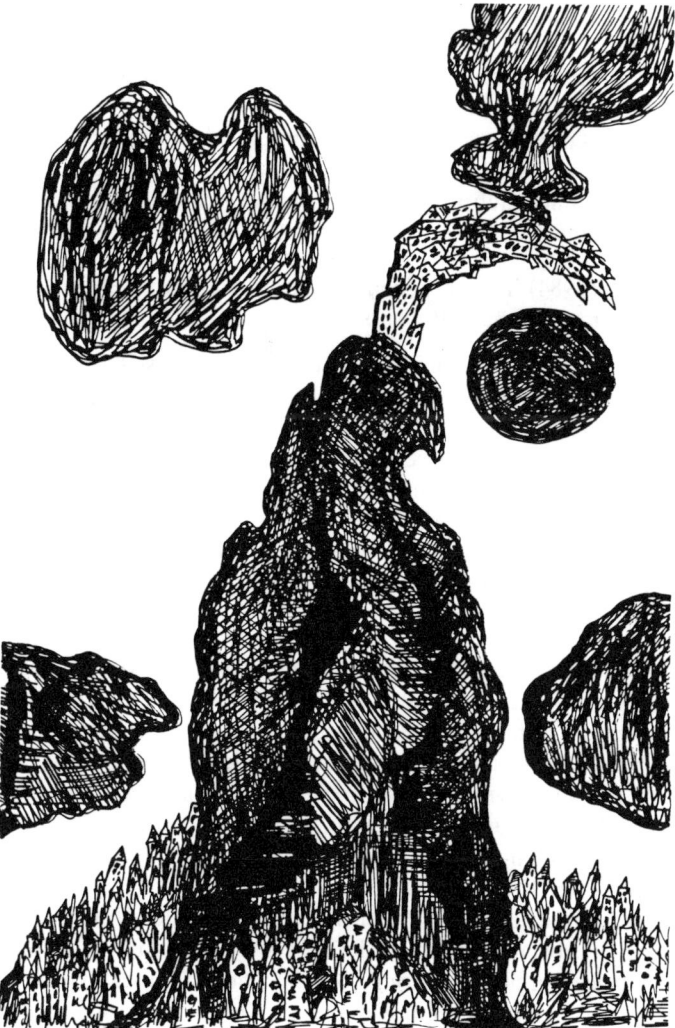

Abb. 5. Städtebild

prägungen und Verläufe einer Krebserkrankung differenziert betrachtet werden müssen?

Methodenprobleme psychosomatischer Krebsforschung sind deutlich. Retrospektive Datenerhebungen bleiben problematisch, prospektive Studien erfordern lange Beobachtungszeiten über weite Zeiträume – ein dem stets variablen Lebensablauf fast widersprechender Ansatz!

So ist es verständlich, daß unser naturwissenschaftlicher Anspruch mit „harten Daten" immer noch die Oberhand hat. In der Tat sind in gewissen Bereichen kausal-genetische Erkenntnisse beeindruckend: es besteht kein Zweifel darüber,

– daß ein Zusammenhang von Rauchen und Lungenkrebs besteht;

- daß in einen Zusammenhang von Alkohol, Leberzirrhose und Leberzellkrebs gibt;
- daß die Kombination Alkohol plus Rauchen Karzinome des oberen Verdauungstrakts ergibt,
- daß vermehrte Sonnenexposition die Melanombildung begünstigen kann;
- daß eine Reihe als karzinogen erkannter Substanzen gewisser beruflicher Umfelder und auch in unserer Nahrung z. T. zu spezifischen Malignomen führen können.

Hürny (1984) hat 2 mögliche Wirkungsweisen psychosozialer Faktoren in einem Diagramm dargestellt (Abb. 6):

- Indirekte psychosoziale Faktoren beziehen sich auf ein komplexes menschliches Verhalten, das zu vermehrter Karzinogenexposition führt wie das Rauchen zum Lungenkrebs.
- Ebenso wird diskutiert, ob direkte psychosoziale Faktoren einen malignen Prozeß auslösen können (Abb. 7). Der psychisch nicht adäquat verarbeitete Objektverlust – wie Tod des Ehepartners etwa – kann zu somatischen Veränderungen z. B. des Immun- oder endokrinen Systems führen, das über eine Veränderung der Lymphozyten die Bildung eines neoplastischen Prozesses fördern kann.

Die Quintessenz aus dem Gesagten ist die Forderung nach einer Kombination von Grundlagenforschung und übergreifend-interdisziplinärem Denkansatz, insbesondere unter Berücksichtigung der Arzt-Patienten-Beziehung.

Noxen müssen da ausgeschaltet werden, wo sie zweifelsfrei als krebserzeugend erkannt sind. Unser Umweltbewußtsein muß auch auf diesem Gebiet gesteigert werden. Noxen müssen aber auch da ausgeschaltet werden, wo eine pathologische Arzt-Patienten-Beziehung – pathogen wirkende Beziehungen überhaupt – den Verlauf der Erkrankung beeinflussen können.

Aufgrund eindrucksvoller tierexperimenteller Untersuchungen wird angenommen, daß belastende Reize der individuellen und psychosozialen Umwelt zu einer Immunsuppression führen können. Die Immunaktivität, die normalerweise die Ausbreitung und Teilung maligner Zellen unter Kontrolle hält, wird dadurch verhindert. – In diese Richtung weisen u. a. die aufschlußreichen Untersuchungen von Maier et al. (1982). Er fand nach Induktion von Hilflosigkeit einen Anstieg der Endorphine und eine wohl dadurch bedingte reduzierte Immunantwort.

Als Träger der natürlichen Zellabwehr gegen Tumorzellen gelten u. a. die T-Lymphozyten, die Killerzellen, die Makrophagen. Killerzellen und Makrophagen werden durch Interferon (ein Protein, das von vielen Zellen nach Aufnahme von Viren produziert wird) aktiviert. Es wird angenommen, daß auch psychische Belastungen die Interferon- und Killerzellaktivität beeinflussen.

Auf diese Forschungsansätze und -ergebnisse soll nur in dem Sinne hingewiesen werden, daß auch auf diesem Gebiet ein interdisziplinäres Gespräch im Sinne ganzheitlichen Denkens sinnvoll ist. Auch in der Krebsforschung ist der Stellenwert der psychosomatischen Medizin in den letzten Jahren stark gestiegen. Das bringt die Chance mit sich, lange unterschätzte, auch vergessene psychosomatische Zusammenhänge ins Bewußtsein zurückzuholen und Krankheitsgeschehen

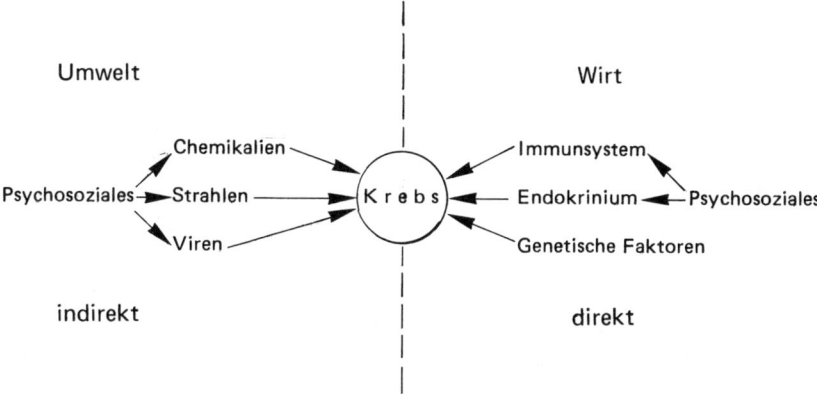

Abb. 6. Direkte und indirekte Einflußfaktoren der multifaktoriellen Karzinogenese. (Nach Hürny 1984)

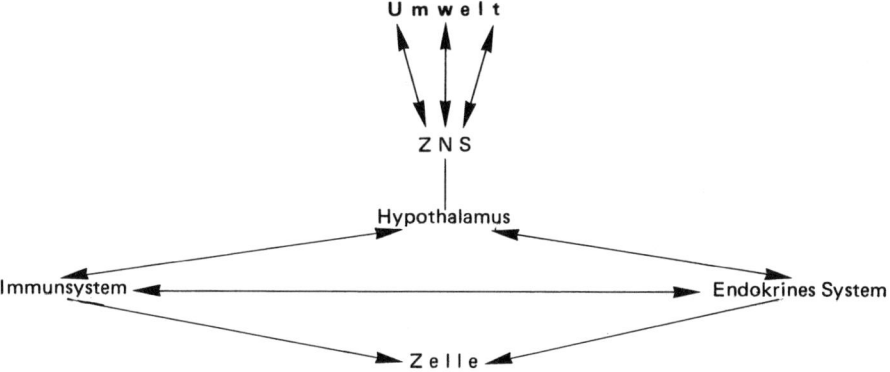

Abb. 7. Mögliche Wirkungsweisen direkter psychosozialer Risikofaktoren. (Nach Hürny 1984)

ganzheitlich zu verstehen. Die Gefahr liegt darin, daß sich die psychosomatische Medizin allzuleicht dazu mißbrauchen läßt, Wissenslücken der Organmedizin mit Hilfe kaum kontrollierter psychogenetischer Theorien zu füllen.

Zu den wissenschaftlichen Kriterien des Fachgebietes Psychosomatik gehört entscheidend eine positive Diagnostik, d. h. Entstehung und Verlauf einer Erkrankung sind mit dem Erleben und Verhalten des Betroffenen schlüssig miteinander in Verbindung zu bringen. Das gelingt – wie in Einzelfallbetrachtungen dargelegt und aus der Erfahrung mit dem einzelnen Patienten bekannt – nicht selten, entzieht sich jedoch häufig methodisch-kontrollierten Studien. Das hängt mit der Tatsache zusammen, daß sich subjektive und Umweltfaktoren in ihrer Komplexität nur schwer in ein statistisches Korsett zwängen lassen.

Trotz verantwortungsbewußter psychosomatischer Forschung sind wir weit von einer psychosomatischen Theorie der Krebskrankheit entfernt.

Eindrucksvoll und auch notwendig sind prospektive Studien. Auch die psychosomatische Krebsforschung hat in entsprechenden – allerdings nicht sehr zahlreichen – Untersuchungen zur Klärung anstehender Fragen beigetragen. Allzuleicht werden aber diese Untersuchungen überbewertet, weil allein die Ahnung der Diagnose im Betroffenen Angst auslösen und zu einer entscheidenden Veränderung der Bewußtseinslage und der subjektiven Befindlichkeit führen und dadurch die Testergebnisse wesentlich verändern kann. Dennoch sind insbesondere die Untersuchungen bei Frauen mit Brust- und Unterleibskrebs eindrucksvoll. Eine ausgeprägte Gefühlsabwehr mit der eingeschränkten Fähigkeit, Angst, Ärger, Aggressionen auszudrücken, Phantasien zu haben und preiszugeben bei einem überangepaßten, konformistischen Verhalten, scheinen diese Kranken auszuzeichnen. Bei Familienbeobachtungen zeigte sich das gleiche Harmoniebedürfnis und die Tendenz, Konflikte und Probleme auszublenden.

Diese Ergebnisse sind kritisch zu betrachten, weil der Einzelfall ganz anders aussehen kann. Zudem ergibt sich ein Bild, das ebenso den weiteren Verlauf der Erkrankung und die sekundäre Krankheitsverarbeitung kennzeichnet. In diesem Zusammenhang sei auch darauf hingewiesen, daß sich das beschriebene Verhalten hinsichtlich der vitalen Bedrohung als sinnvolle Überlebensstrategie verstehen und erklären läßt.

Für den Umgang mit dem Krebskranken in der Praxis wichtig und methodisch unangreifbarer sind Untersuchungen, die „den Krankheitsverlauf mit Persönlichkeitsfaktoren und psychosozialen Bedingungen in Beziehung setzen" (Bräutigam 1981). Sie haben nachgewiesen, daß die Progredienz des Krankheitsprozesses von innerseelischen wie Umgebungsfaktoren abhängig ist. Patienten, die nahestehende Beziehungspersonen verloren haben und nicht fähig sind, den Verlust und eine Trennung adäquat zu betrauern, haben eine schlechtere Prognose hinsichtlich des Krankheitsverlaufs. Hier besteht insbesondere für den niedergelassenen Arzt, der die psychosoziale Umgebung, die familiären, beruflichen, finanziellen Gegebenheiten in der Langzeitbetreuung am besten beurteilen kann, die Möglichkeit, auf die individuellen Belastungen des Betroffenen einzugehen und wesentlich zur Entlastung beizutragen.

Die Quintessenz aus dem Gesagten ist die Forderung nach einer Kombination von Grundlagenforschung und einem übergreifenden interdisziplinären Denkansatz, insbesondere unter Berücksichtigung der Arzt-Patienten-Beziehung.

Die moderne Onkologie berücksichtigt ein multifaktorielles Verursachungsbündel in ihren Modellen der Karzinogenese. Aus den Forschungen der Immunologie, die humorale, zelluläre, endokrine Abwehrprozesse in einen Gesamtzusammenhang zu stellen versucht, ergeben sich unübersehbar Verbindungen zwischen subjektiven Erfahrungen des Krebskranken und den somatischen Prozessen. Sie zeigen etwa auf, daß sich der Tod nahestehender Personen der Krebskranken, zunehmende Isolierung bei mangelhafter emotionaler Verarbeitungsmöglichkeit über die Streßbelastung in Körpervorgängen widerspiegelt.

Zusammenfassend sagt Bräutigam (1981) dazu:

Was wir als Psychosomatiker gegenwärtig wissen, ist zu wenig, um einen sicheren Beitrag zur Ätiologiediskussion leisten zu können; es ist aber zu viel, um übergangen zu werden.

Zum Schluß sei Fritz Zorn (1977) zitiert:

Obwohl ich noch nicht wußte, daß ich Krebs hatte, stellte ich intuitiv bereits die richtige Diagnose, denn ich betrachte den Tumor als „verschluckte Tränen". Das bedeutete etwa soviel, wie wenn alle Tränen, die ich in meinem Leben nicht geweint hatte und nicht hatte weinen wollen, sich in meinem Hals angesammelt und diesen Tumor gebildet hätten, weil ihre wahre Bestimmung, nämlich geweint zu werden, sich nicht hatte erfüllen können. Rein medizinisch gesehen, trifft diese poetisch klingende Diagnose natürlich nicht zu; aber auf den ganzen Menschen bezogen, sagt sie die Wahrheit aus: das ganze angestaute Leid, das ich jahrelang in mich hineingefressen hatte, ließ sich auf einmal nicht mehr in meinem Innern komprimieren; es explodierte aufgrund seines Überdruckes und zerstörte bei dieser Explosion den Körper.

Die Krankengeschichte von Zorn macht deutlich, daß die Krebserkrankung Ausdruck eines Konflikts ist, also in ein „psychosomatisches Simultangeschehen" einmündet, wenn sich auch die körperliche Destruktion bereits verselbständigt hat. Deutlich wird aus dem Bericht aber auch, wie eine Auseinandersetzung mit der Erkrankung ein menschenwürdig-bewußtes Sterben ermöglichen kann.

Literatur

Adler R, Hemmeler W, Hürny C (1985) Psychologie des Krebskranken, seine Begleitung und die Behandlung seiner Schmerzen. In: Gross R, Schmidt CG (Hrsg) Klinische Onkologie. Thieme, Stuttgart, 19.1–19.16

Amkraut A, Solomon OF (1975) From the symbolic stimulus to the pathophysiological immune mechanisms. Int J Psychiatr Med 5:541

Bartrop RW, Lazarus L, Mekhurst E, Kilch LG, Penny R (1977) Depressed lymphocyte function after bereavement. Lancet I:834

Birbaumer N (1986) Krebserkrankungen. In: Miltner W, Birbaumer N, Gerber WB (Hrsg) Verhaltensmedizin. Springer, Berlin Heidelberg New York Tokyo, S 215–237

Bräutigam W (1981) Zur Psychosomatik des Krebses. Dtsch Med Wochenschr 106:1563

Goerttler K (1989) Europa gegen den Krebs. Dtsch Med Wochenschr 114:1827

Greene WA, Swisher SN (1969) Psychological and somatic variables associated with the development and course of monocygotic twins discordant for leukemia. Ann NY Acad Sci 164:394

Hürny C (1984) Psyche und Krebs. Schweiz Med Wochenschr 114:1827

Hürny C, Adler R (1981) Psychoonkologische Forschung. In: Meerwein F (Hrsg) Einführung in die Psycho-Onkologie. Huber, Bern, S 13–54

Kütemeyer M (1980) Bilderwelt und Biographie eines Patienten mit Leukämie. Ein Beitrag zur Psychosomatik bösartiger Erkrankungen (unveröffentl. Manuskript)

LeShan LL (1966) An emotional life-history pattern associated with neoplastic disease. Am NY Acad Sci 125:780

Maier SR, Drugan R, Grau J (1982) Learned helplessness, pain inhibition and the endogenous opiates. In: Zeiler MD, Harzem P (eds) Advances in analysis of behavior, vol. 2. Wiley, New York

Meerwein F (1981) Die Arzt-Patienten-Beziehung des Krebskranken. In: Meerwein F (Hrsg) Einführung in die Psycho-Onkologie. Huber, Bern, S 75–152

Nager F (1987) Gesundheit, Krankheit und Tod bei Goethe. In: Siegenthaler W (Hrsg) Aktuelle Aspekte der Infektologie. Thieme, Stuttgart, S 3–12

Rogers MP, Dubey D, Reich P (1979) The influence of the psyche and the brain on immunity and disease susceptibility. A critical review. Psychosom Med 41:147

Wagner G (1985) Epide-miologie des Krebses: In: Gross R, Schmidt CG (Hrsg) Klinische Onkologie. Thieme, Stuttgart, 2.1–2.14

Wirsching M, Stierlin H, Wirsching B, Hoffmann F (1981) Brustkrebs im Kontext – Ergebnisse einer Vorhersagestudie und Konsequenzen für die Therapie. Z Psychosom Med 27:239

Zorn F (1977) Mars. Kindler, München

Anpassungs- und Abwehrprozesse bei Krebskranken – ein Verständniskonzept für die Praxis des Arztes

C. Muck-Weich, K. Köhle

Patienten, die mit der Diagnose an Krebs erkrankt zu sein, konfrontiert sind, stehen in der Regel einer Vielzahl von Belastungen gegenüber, von denen einige im Krankheitsverlauf relativ überdauernd vorhanden sein können, andere hingegen bevorzugt in spezifischen Phasen der Erkrankung oder Behandlung auftreten. Auch wenn die Belastungen, die für jeden einzelnen Patienten mit der Krankheit einhergehen, nur im individuellen Dialog und nur vor dem Hintergrund der jeweiligen Erfahrungsgeschichte zu verstehen sind, so lassen sich doch Belastungen feststellen, die in unterschiedlicher Ausgestaltung mehr oder weniger alle Menschen, die an einer malignen Erkrankung leiden, betreffen (s. Übersicht).

Belastungen bei schweren körperlichen Krankheiten. (Nach Heim et al. 1988)
1) Körperliche Integrität und Wohlbefinden
   - Behinderungen, Funktionseinbußen, Einschränkung von Befriedigungsmöglichkeiten,
   - Schmerzen und andere Beschwerden als Folge von Krankheit und/oder Therapie.
2) Emotionales Gleichgewicht
   - Angst als Folge der Lebensbedrohung,
   - Depression als Reaktion auf Verluste.
3) Selbstregulation
   a) Selbstkonzept
      - Körperbild bzw. Körperschema,
      - Handeln: Autonomie, Struktur von Lebenssituation und Zeitablauf,
      - Beziehung: Wahrnehmung der eigenen Rolle in Familie und Beruf;
   b) Selbstgefühl
      - Grundgefühl von Kohärenz, v. a. der Teilaspekt des sich ganzheitlich Erlebens;
   c) Selbstwertgefühl
      (abhängig von körperlicher Integrität und sozialer Integration).
4) Soziale Beziehungen, Rollen und Aufgaben
   - Familie,
   - Beruf und andere soziale Aufgaben,
   - neue soziale Abhängigkeiten (Ärzte und Krankenhaus).

Doch wie gelingt es Patienten, sich an diese vielfältigen Veränderungen anzupassen? Wie werden sie mit diesen fertig? Um dies zu erklären, existieren 2 theoretische Richtungen: das Konzept der „Krankheitsbewältigung" auf der einen Seite und das der „Abwehr" auf der anderen Seite. Das Konzept der Abwehr basiert auf der Neurosenlehre S. Freuds und den weiterführenden Darlegungen Anna Freuds; das Konzept der Krankheitsbewältigung dagegen stammt aus der Streßforschung, die sich nach intensiver Analyse der Stressorseite, d. h. man untersuchte quantitative und qualitative Aspekte von Streß als Ursache von Unterschieden im Verhalten, zunehmend darauf konzentrierte, wie Streß *bewältigt* wird.

Krankheitsbewältigung (Coping)

Beeinflußt wurde die Copingforschung entscheidend durch das sog. Transaktionsmodell von Lazarus (1966; Lazarus u. Folkman 1984). Während man früher annahm, daß es eine zeitlich stabile Persönlichkeitsdisposition gibt, die die Reaktion eines Individuums auf Streß bestimmt, nimmt man heute einen *dynamischen Wechselwirkungsprozeß* zwischen Person und Situation an, wobei die Bewältigungsversuche die Situation, aber auch die Veränderungen der Situation die künftigen adaptiven Bemühungen beeinflussen (Beutel 1988, S. 37). In Einklang mit neueren, kognitiven Verhaltenstheorien geht man davon aus, daß die Wahl der Krankheitsverarbeitung nicht nur von den objektiven Merkmalen der Situation (Krankheitszustand bzw. -stadium, Art der Behandlung etc.) abhängt, sondern die Auseinandersetzung entscheidend dadurch beeinflußt wird, wie die jeweilige Situation vom Individuum wahrgenommen und bewertet wird. Das heißt, welche subjektive, oft nicht bewußte Bedeutung der Patient seiner Erkrankung beimißt, oder über welches subjektive Krankheitsmodell er verfügt, prägt die Art und Weise, wie die Krankheit verarbeitet wird. Nach Lazarus ist neben den Bewertungen einer Person von der Art und Intensität der Belastung (sog. „primary appraisal") jedoch auch die Bewertung der vorhandenen Bewältigungsmöglichkeiten für das Bewältigungsergebnis von zentraler Bedeutung („secondary appraisal"). Dabei zählen zu den Bewältigungsmöglichkeiten die eigenen Bewältigungsfähigkeiten eines Individuums wie auch Unterstützung aus dem sozialen Umfeld. Insgesamt ist festzuhalten, daß die Bewältigung eines streßhaften Ereignisses heute als ein kontinuierlicher Prozeß aufgefaßt wird, in dem die Phasen Bewertung, Anpassungsversuch, Neubewertung usw. in Form ständiger Rückkoppelungsprozesse durchlaufen werden.

Heim et al. (1988, S. 9) definieren „Coping" in Anlehnung an Lazarus als „das Bemühen ..., bereits bestehende oder zu erwartende Belastungen durch die Krankheit, innerpsychisch (emotional/kognitiv) oder durch zielgerichtetes Handeln zu reduzieren, auszugleichen oder zu verarbeiten". Nach dieser Definition können Belastungen neben emotionaler Regulation – mit der sich Kübler-Ross (1969) primär beschäftigte – durch entsprechendes Handeln wie auch durch Kognitionen, damit bezeichnet man alle Arten von informationsverarbeitenden Prozessen, bewältigt oder verarbeitet werden; Bewältigungsstrategien können sowohl antizipatorisch als auch reaktiv eingesetzt werden.

Von Heim und seiner Berner Forschungsgruppe (Heim et al. 1988) stammt auch ein Manual zur Erfassung verschiedener Modi der Krankheitsbewältigung, das in der deutschsprachigen Forschung zur Krankheitsbewältigung zunehmend angewendet wird. Welche der Berner Bewältigungsformen (BEFO) danach im Anfangsstadium einer Krebserkrankung zur Anwendung kommen können, soll im folgenden am Beispiel eines jungen Leukämiepatienten erläutert werden:

Fallbeispiel:

Es handelt sich um einen 22jährigen Patienten, der berichtete, „keinen Sinn" mehr im Leben gesehen zu haben, der sein Biologiestudium abbrach und eine Rundreise durch die USA unternahm. Dort wurde nach 3wöchigem Aufenthalt eine akute myeloische Leukämie festgestellt. Auf Empfehlung der Ärzte trat er unmittelbar den Rückflug an, wurde in die Kölner Universitätskliniken aufgenommen, wo ohne Verzögerung mit der Chemotherapie begonnen wurde. Auf der Station wurde er von allen an der Versorgung beteiligten Personen sehr geschätzt, insbesondere wegen seiner zugewandten, gewinnenden Art, die – in Anbetracht der sehr ungünstigen Prognose – wenig Verzweiflung entdecken ließ.

In einem speziellen BEFO-Interview, das wenige Tage nach Beginn der Chemotherapie von einer dafür speziell geschulten Kollegin geführt wurde, zeigte sich folgendes Bild:

Handlungsbezogene BEFO (Abb. 1): „Zuwendung", insbesondere von seiten seiner Eltern, ist ihm sehr wichtig; sie helfe ihm bei der Bewältigung seiner Erkrankung mit am meisten; er möchte konstruktiv an seinem Leben etwas ändern, seine Studienpläne neu überdenken („konstruktive Aktivität") und gibt an, alles tun zu wollen, um die Krankheit anzugehen („Zupacken").

Emotionsbezogene BEFO (Abb. 2): Er erscheint in gleichem Maße optimistisch („Optimismus") wie pessimistisch („Pessimismus"), allerdings entsteht hier auch der Eindruck, daß er sich zumindest teilweise der medizinischen Behandlung passiv überläßt („passive Kooperation"). Seine Gefühle gegenüber anderen Personen anzusprechen, scheint ihn eher wenig zu entlasten („emotionale Entlastung").

Kognitionsbezogene BEFO (Abb. 3): In Relation zur Verteilung der handlungs- und emotionsbezogenen BEFO wird nun ein deutliches Übergewicht der kognitionsbezogenen Verarbeitungsformen offensichtlich. Auch findet sich unter diesen BEFO derjenige Verarbeitungsmodus, der für die Bewältigung dieses Patienten am charakteristischsten erscheint, die Kategorie „Sinngebung". So sieht der Patient in der Krankheit zum einen die überwältigende Chance, die Beziehung zu seinen Eltern zu verbessern, wie insgesamt sein Leben in neue Bahnen zu lenken. Er analysiert die Erkrankung („Problemanalyse"), wie es dazu kommen konnte, was sich auch in einem Hin- und Herüberlegen („Rumifizieren") äußert. Nur tendenziell zeigt sich die Neigung zu dissimulieren, d. h. die Tendenz, die Tragweite seiner Erkrankung herunterzuspielen.

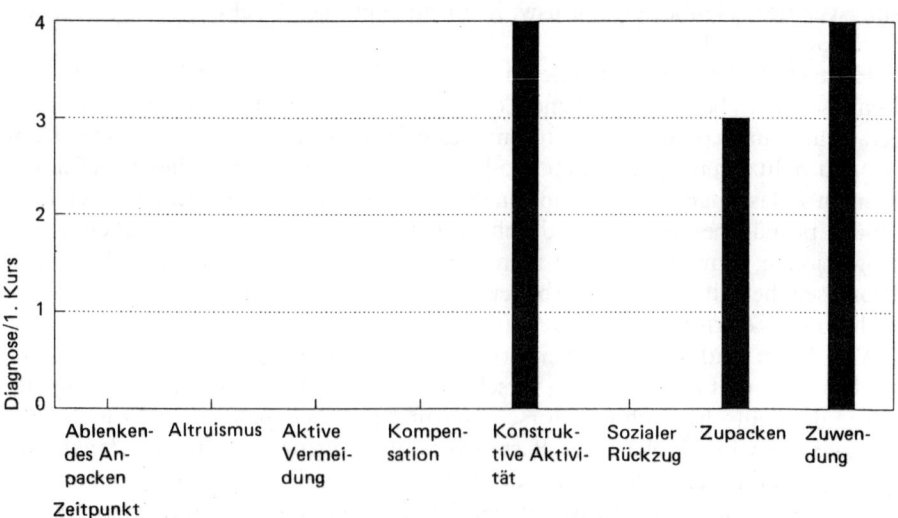

Abb. 1. Handlungsbezogene Bewältigungsformen (Herr N.)

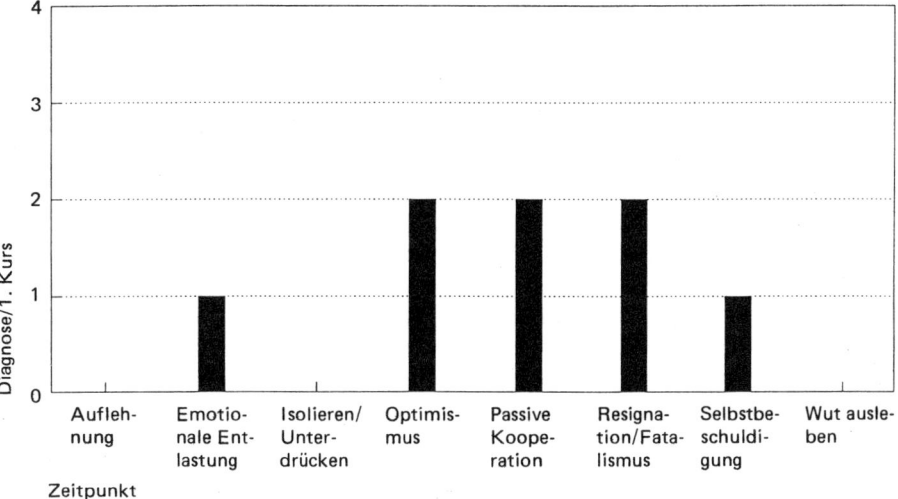

Abb. 2. Emotionsbezogene Bewältigungsformen (Herr N.)

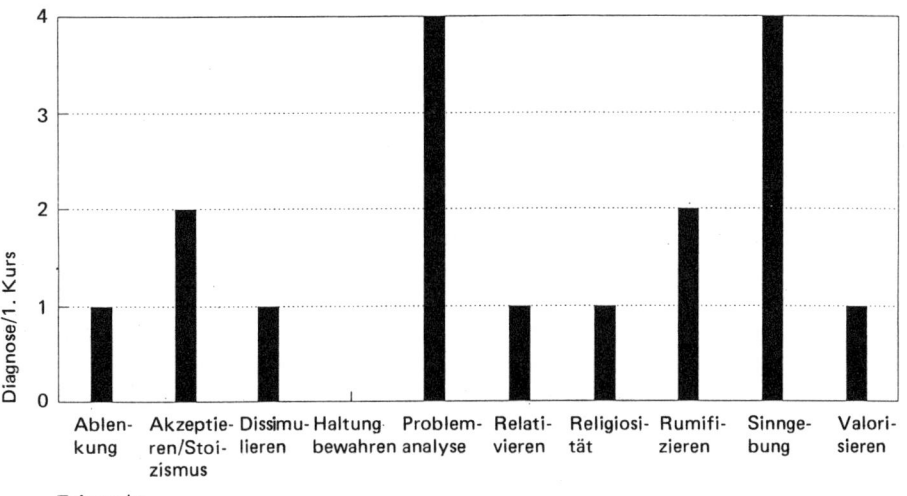

Abb. 3. Kognitionsbezogene Bewältigungsformen (Herr N.)

Insgesamt stellte sich auch nach diesem BEFO-Interview eher das Bild eines gut angepaßten Patienten, der aktiv an die Bewältigung seiner Erkrankung herangeht.

Nach Abschluß des ersten Chemotherapiekurses kam der Patient nach Definition in eine „Vollremission" (7, später 5% Myeloplasten im Knochenmark). Daraufhin entschied er sich überraschend, die Behandlung an den Universitätskliniken abzubrechen, bemühte sich bundesweit um alternative Heilmethoden, die ihm auch von mehreren Seiten in z. T. völlig abstruser Form in Aussicht gestellt wurden, und wandte sich an unsere Abteilung, um mit Hilfe von Psychotherapie seine Krankheit in den Griff zu bekommen. Hier wurde dann das Ausmaß seiner psychischen Destabilisierung deutlicher; er berichtete erstmals von Verfolgungsideen, die zwar schon vor Beginn seiner Erkrankung vorhanden gewesen waren, sich unter den Bedingungen der

Krankheit und Krankenhaussituation aber dramatisch verstärkt hatten. Auf seinen verzweifelten Versuch, nun als Kranker Autonomie bzw. Kontrolle über sein Leben zu gewinnen, kommen wir an späterer Stelle noch zurück.

Welche Konsequenzen sind aus diesem Beispiel zu ziehen? Zunächst scheint der Optimismus des Patienten – trotz des frühen Stadiums der Erkrankung, in dem in der Regel eher negative Affekte vorzufinden sind – von allen Beteiligten in Anbetracht der sonst häufig belastenden Versorgungssituation schwerkranker Patienten dankbar aufgenommen worden zu sein. Weiter wird deutlich, daß nur durch eine *psychosomatische* Betrachtungsweise, die die Bedeutung der Erkrankung für den Patienten nicht außer acht ließ, letztendlich positiv auf eine Fortsetzung der medizinischen Behandlung hingewirkt werden konnte. Und schließlich zeigt sich, daß bei ausschließlicher Betrachtung von „Bewältigungsprozessen" die Bedeutung von Abwehrvorgängen und Selbstregulationsprozessen aus dem Blickfeld geraten kann, wobei bei diesen Patienten sicherlich bereits zu einem früheren Zeitpunkt das ganze Ausmaß der Verleugnung, wie auch seine Complianceprobleme hätten erkannt werden können.

Abwehr

Was versteht man nun unter Abwehr? Der Begriff „Abwehr" wurde in der klassischen psychoanalytischen Theorie verwendet, wenn Affekte unterdrückt werden, die von sexuellen oder aggressiven *Trieb*gefahren ausgehen. Seit Anna Freud (1936) werden Abwehrmechanismen als *spezifische Leistungen des Ich* angesehen, die zu einer angemessenen Selbstregulation unabdingbar sind. Ausgelöst werden Abwehrmechanismen nach heutigem Verständnis, wenn Angst dem Ich eine Bedrohung signalisiert, die zur traumatischen Situation werden könnte. Dabei wird mit dem Begriff „*Trauma*" ein Zustand des Ich beschrieben, in dem es aufgrund einer Überflutung mit schmerzhaften Affekten einen vorübergehenden Zusammenbruch seiner regulativen Fähigkeiten erleidet. Anna Freud führte die Unterscheidung zwischen *Trieb-* und *Affekt*abwehr ein, wie sie auch die Abwehrvorgänge nach der Quelle der Angst, die diese auslöst, differenzierte. Danach kann Angst auftreten 1) infolge einer realen Gefahr, z. B. in Zusammenhang mit einem operativen Eingriff („Realangst"), 2) infolge einer Mißbilligung von Triebregungen durch das Über-Ich („Über-Ich-Angst") und 3) infolge einer Überflutung des Ich mit Triebenergie („Angst vor Triebstärke").

Im Falle einer Krebserkrankung können alle genannten Angstquellen als Ursache von Abwehrbemühungen in Frage kommen, wobei äußere Bedrohungen infolge der medizinischen Behandlung, aber auch die Antizipation des Todes als reale Gefahren zunächst im Vordergrund stehen. Nicht selten werden unter den Bedingungen einer schweren körperlichen Erkrankung jedoch gleichzeitig auch neurotische Ängste reaktiviert oder verstärkt (z. B. Kastrationsängste angesichts einer bevorstehenden Operation), so daß auch hier (neue) Abwehrmaßnahmen erforderlich werden.

Nach Laplanche u. Pontalis (1972) sind bei der Verarbeitung körperlicher Krankheiten v. a. die Abwehrmechanismen der Verleugnung, Verdrängung, Rationalisierung/Intellektualisierung, Isolierung vom Affekt, Reaktionsbildung, Verschiebung, Identifizierung/Introjektion, Projektion, Ungeschehenmachen und Regression von Bedeutung. An dieser Stelle seien nur 3 *Abwehrformen* genauer dargestellt; hinsichtlich der übrigen Abwehrmaßnahmen sei auf die einschlägige Literaur (z. B. Gaus u. Köhle 1986) verwiesen.

Zunächst ist das Phänomen der *Verleugnung* zu nennen, das sich v. a. im Anfangsstadium der Erkrankung sehr häufig zeigt. Die Verleugnung nimmt im Rahmen der Abwehr eine Sonderstellung ein, da hier nicht Triebimpulse (aus dem Es) abgewehrt werden, sondern die Wahrnehmungsfunktion des Ich eingeschränkt ist. Dieser ontogenetisch „frühe" Abwehrmechanismus ist von Kindern bekannt, die Angst erfolgreich kontrollieren können, indem sie die bedrohlichen Aspekte der Realität einfach ignorieren. Im Falle schwerer körperlicher Krankheit berichtet beispielsweise ein Patient, der wenige Tage zuvor über die Schwere seiner Erkrankung aufgeklärt wurde, daß erst noch weitere diagnostische Untersuchungen erfolgen müssen, bis erste Aussagen zur Schwere seiner Erkrankung gemacht werden können. Angehörige und Pflegerpersonal sind irritiert; man fragt sich, ob der Patient erneuter Information über seinen Zustand bedarf, ob die Diagnosemitteilung „zu schonend" erfolgt sein, etc.

Ein zweiter häufig zu beobachtender Abwehrmechanismus ist die *Isolierung vom Affekt*, d. h. hier wird das bedrohliche Ereignis nicht wie bei der Verleugnung in Gänze „vergessen", es werden nur die mit dem Ereignis verbundenen Gefühle und/oder die damit assoziierten (bedrohlichen) Gedanken unterdrückt. Bei Patienten, die isolieren, handelt es sich in der Regel um für den Arzt eher angenehme Patienten. Sie haben die Diagnose nicht vergessen, sind sich damit scheinbar der Schwere ihrer Erkrankung bewußt, werden jedoch nicht von Gefühlen überflutet, denen sich der Arzt nicht gewachsen fühlen kann bzw. die auch in ihm Angst auslösen können.

Schließlich sei noch auf den Abwehrmodus der *Regression* hingewiesen, der bei körperlich schwerkranken Patienten – nicht zuletzt aufgrund der situativen Gegebenheiten der Hospitalisierung – eine besondere Rolle spielt. Unter Regression versteht man die Rückentwicklung psychischer Prozesse auf ein früheres Funktionsniveau, das sich bei Anforderungen in zurückliegenden Entwicklungsphasen bewährt hat. Körperfunktionen wie Essen, Schlafen und Ausscheidung werden überwertig, die narzißtische Besetzung des Körpers verstärkt sich, Verhalten und sogar das Erscheinungsbild können zunehmend kleinkindhaft werden. Dabei kann die Versorgung im Krankenhaus als orale Verwöhnungssituation wahrgenommen werden, wobei den Ärzten die Rolle omnipotenter Eltern zukommen kann. Als negativ erweist sich hier, daß die Zurücknahme emotionaler Besetzungen auf den eigenen Körper in der Regel mit einem Rückzug von sozialen Beziehungen einhergeht, der Patient wird teilnahmslos oder gar apathisch. Damit stehen ihm sowohl seine sonstigen „reifen" Bewältigungsmöglichkeiten nicht ausreichend zur Verfügung – er überläßt sich passiv der Fürsorge anderer –, wie ihm auch die Möglichkeiten der Unterstützung, die ihm aus seinem sozialen Umfeld zuteil werden könnten, genommen sind.

Kritik am traditionellen Abwehrkonzept – neuere Entwicklungen

In jüngerer Zeit wurde in psychoanalytischen Arbeiten (Steffens u. Kächele 1988 a, b) die ausschließliche Orientierung des Abwehrkonzepts an vergangenen traumatischen Erfahrungen kritisiert. Diese erschwere es, Anpassungsvorgänge an die Realität in der Gegenwart – im Hier und Jetzt – zu beschreiben, die nicht immer eine Wiederholung einer früheren traumatischen Situation darstellen muß, sondern durchaus neue Aspekte beinhalten kann. Darüber hinaus nimmt man in Ergänzung zur traditionellen triebpsychologischen Konzeption an, daß Abwehrvorgänge auch einen Beitrag zur *Regulation des Selbsterlebens*, das durch eine schwere Krankheit in der Regel nachhaltig gestört ist (s. oben), leisten.

Diese neueren Sichtweisen stammen aus der Selbstpsychologie bzw. sind eingebettet in Theorien zum Narzißmus, wobei unter „Narzißmus" von Freud (1914) zunächst die libidinöse Besetzung der Selbstrepräsentanz, d. h. des inneren Bildes von der eigenen Person verstanden wurde, von dem das Ich, als psychische Instanz, zu unterscheiden ist. Heute wird der Begriff „Narzißmus" im Sinne einer Systemkonzeption verwendet, und auch vom „Selbstsystem" oder „narzißtischen Persönlichkeitssystem" gesprochen. Unter letzterem verstehen Deneke u. Müller (1985) in Anlehnung an Mentzos (1980, 1984) 1) die Gesamtheit der Selbstpräsentanzen einschließlich der im Selbst repräsentierten Beziehungen zur Welt der Objekte, 2) die zugehörigen emotionalen Konnotationen sowie 3) die Regulationsmechanismen, die dazu dienen, positive narzißtische Zustände (wie Selbstachtung, Selbstzufriedenheit, das Gefühl innerer Kohärenz etc.) zu erhalten oder wiederzuerlangen bzw. negative narzißtische Zustände zu vermeiden.

> *Elemente des Selbstsystems* [im Original nicht kursiv] sind alle seelisch-geistigen und motorischen Aktivitäten, die intern repräsentiert werden, also alle bewußten oder dynamisch unbewußten Erinnerungen, Gedanken, Phantasien, Handlungen, die einen Bezug zur eigenen Person haben und das Selbst affektiv berühren oder erregen, so daß Regulationsvorgänge im Selbstsystem stimuliert oder unterhalten werden. Wir verstehen das Selbstsystem also als organisiertes Weltmodell eines Menschen, in dessen Zentrum die eigene Person steht. In die Selbstrepräsentanzen sind alle subjektiv bedeutsamen, mnestisch gespeicherten Objektimagines und interaktionellen Objekterfahrungen eingeschlossen (Deneke u. Hilgenstock 1989, S. 8).

Auf die Regulationsvorgänge innerhalb des Selbstsystems wiesen v. a. Joffe u. Sandler (1967) hin. In Zusammenhang mit dem Begriff „Narzißmus" bringen sie das jedem Menschen innewohnende Bedürfnis, einen Idealzustand des Erlebens von *Sicherheit, Geborgenheit* und *Wohlbefinden* zu erreichen. Dabei ist die Qualität des Selbsterlebens nicht nur abhängig von der Befriedigung oder Nichtbefriedigung von Triebbedürfnissen, sondern von allen innerseelischen Vorgängen und zwischenmenschlichen Erfahrungen. Deneke u. Hilgenstock (1989) nennen als Ziele der Selbstregulationsvorgänge, 1) die Befriedigung physiologischer Bedürfnisse, 2) die Befriedigung von Sicherheitsbedürfnissen, 3) die Befriedigung des Bedürfnisses nach einem stabilen Selbstwertgefühl und 4) die Befriedigung der Bedürfnisse nach Sinngebung und Sinnerfahrung im persönlichen Leben. Zu den Sicherheitsbedürfnissen gehört das Streben nach vertrauensvollen, stabilen Objektbeziehungen, das Streben nach „kognitiver Orientierungsgewißheit", d. h.

nach Transparenz, Versteh- und Vorhersagbarkeit der äußeren Welt und schließlich auch der Wunsch nach Handlungskompetenz.

Aufgabe des Selbst ist es nun, innere und äußere Veränderungen zu integrieren, ohne unerträgliche Störungen des Gefühls von Wohlbefinden, Geborgenheit und Sicherheit zu erleiden. Kommt es zu Diskrepanzen zwischen der aktuellen und der Idealbefindlichkeit, werden Regulationsvorgänge in Gang gesetzt, um eine Annäherung an den Idealzustand bzw. ein narzißtisches Gleichgewicht wiederherzustellen. So können – wie im Falle des oben dargestellten Patienten – erlebte oder antizipierte Insuffizienzerfahrungen abgewehrt werden, indem das Selbst kompensatorisch seine Autonomie, seine Eigenverantwortlichkeit und Selbstbestimmung im Sinne eines *Autarkie-Ideals* – das in der Adoleszenz vielfach übersteigert anzutreffen ist – betont, „die als überhöhte Verhaltensmaxime das Selbst leiten" (Deneke u. Hilgenstock 1989, S. 34). Auf diese Weise werden aus psychodynamischer Sicht Abhängigkeitsgefühle abgewehrt, hinter denen die Angst steht, auf ein möglicherweise unzuverlässiges Objekt angewiesen zu sein und von diesem alleingelassen zu werden, was mit einer bedrohlichen Verstärkung der Gefühle, hilflos und ohnmächtig zu sein, einherginge. Eine sehr anschauliche Beschreibung der möglichen narzißtischen Organisationsformen, die hier nicht im einzelnen dargestellt werden können, findet sich bei Deneke u. Müller (1985) oder Deneke u. Hilgenstock (1989).

Zusammenfassend ist festzuhalten, daß Abwehrvorgänge nicht ausschließlich durch triebhafte Wünsche, sondern ebenso durch Spannungen zwischen dem Selbst und dem Idealselbst angeregt werden. Da sie zur Sicherung des grundlegenden Gefühls der Sicherheit und des Wohlbefindens eingesetzt werden, dienen sie der *Anpassung* eines Individuums. Somit stellen Abwehrvorgänge nicht mehr nur pathologische, rigide, die Realität verzerrende Prozesse dar, sondern sie erscheinen adaptiv, als spezielle Formen von mehr generellen Anpassungsleistungen (Joffe u. Sandler 1967).

So schlagen Steffens u. Kächele (1988 a, b) auch vor, in Zusammenhang mit der Verarbeitung schwerer Krankheit nur noch von *Abwehr* zu sprechen, wenn es im Laufe der Erkrankung zu einer Wiederbelebung einer vergangenen traumatischen Erfahrung kommt, d. h. neurotische Ängste abgewehrt werden. Abwehrmaßnahmen in Zusammenhang mit Regulationsvorgängen des Selbst erscheinen dagegen *funktional*, da sie – wie Copingprozesse auch – einer *Bewältigung* der aktuellen Bedrohung dienen. Da im Falle schwerer körperlicher Krankheit jedoch nicht nur die Gefahr besteht, daß regressive Ängste reaktiviert werden, sondern auch die Gefahr, daß durch die Erkrankung eine traumatische Situation *neu* entsteht, kämpft das Ich, wie Steffens u. Kächele (1988 a, S. 5) es formulieren, an 2 Fronten: 1. gilt es, „die äußere Realität zu bewältigen, Realitätsprüfung und Handlungsfähigkeit aufrechtzuerhalten oder immer wieder neu herzustellen; 2. muß das Ich zwischen innerpsychischen Forderungen, die sich aus triebhaften und narzißtischen Bedürfnissen der Person ergeben und die mit den Forderungen der Krankheits- bzw. Krankenhausrealität in Widerspruch stehen, einen Ausgleich herstellen".

Daraus ergibt sich, daß Coping und Abwehr nicht mehr als alternative Verarbeitungsweisen aufgefaßt werden können (s. Übersicht); Abwehr- und Bewältigungsprozesse müssen vielmehr *gleichzeitig* stattfinden, um die innere wie auch die äußere Anpassung zu sichern. Dabei ist es das Ziel der Abwehr, „das Ich funktionsfähig zu halten und eine Wiederbelebung vergangener traumatischer Situationen zu verhindern, damit für die Bewältigung der aktuellen Situation geeignete Strategien gefunden werden können" (Steffens u. Kächele 1988 a, S. 5). Abwehr erscheint somit nur noch maladaptiv, wenn sie starr und persistierend angewendet wird. Ein flexibler Umgang mit Abwehrmechanismen, der das Auffinden realitätsangemessener Regulationsmöglichkeiten nicht behindert, wird als Zeichen von Gesundheit gewertet.

Gegenüberstellung von Coping- und Abwehrvorgängen

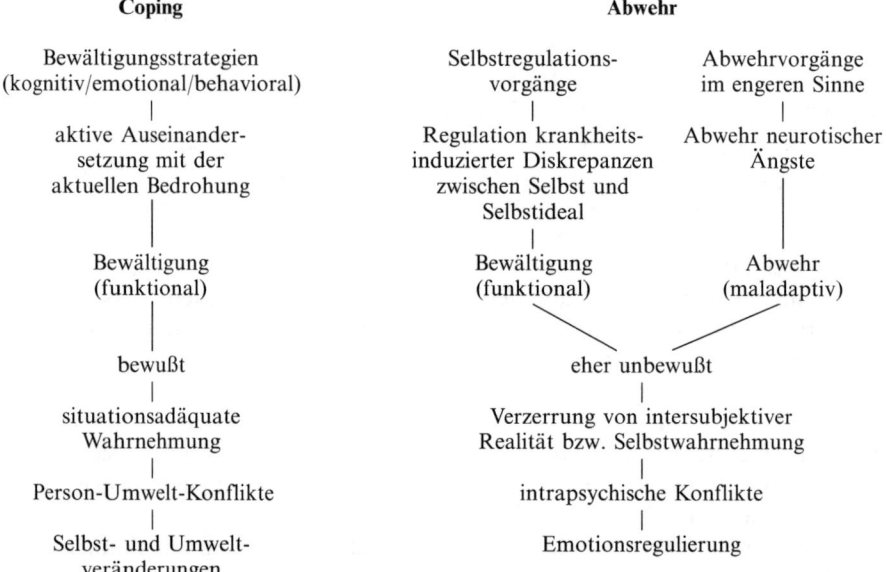

Coping- und Abwehrprozesse werden von schwerkranken Patienten also simultan oder sukzessiv auf verschiedenen Ebenen (kognitiv, emotional oder behavioral) angewandt. Im Vergleich stellen *Abwehrvorgänge* eher unbewußte, v.a. kognitiv-erlebenisorientierte Prozesse dar, die eine Verzerrung der intersubjektiven Realität bzw. Selbstwahrnehmung beinhalten. Sie sind primär auf intrapsychische Konflikte bezogen und zielen im wesentlichen auf Emotionsregulierung. *Copingprozesse* hingegen werden als bewußt angesehen, sind gekennzeichnet durch situationsadäquate Wahrnehmung und eine aktive, zielorientierte Auseinandersetzung; sie sind in höherem Maße auf die Lösung von Person-Umwelt-Konflikten bezogen und schließen Selbst- und Umweltveränderungen ein (vgl. Beutel 1988).

Schlußfolgerungen

Welche Schlußfolgerungen ergeben sich nun für den Arzt hinsichtlich seines Umgangs mit lebensbedrohlich erkrankten Patienten? Zunächst erscheint es uns wichtig, daß der Arzt über ein theoretisches Verständniskonzept verfügt, vor dessen Hintergrund er das vielgestaltige (Selbst)erleben von Patienten samt der Regulationsmöglichkeiten wie auch Coping- und Abwehrmechanismen erkennen und einordnen kann. Ziel des ärztlichen Gesprächs sollte es dann sein, den Patienten so zu unterstützen, daß dieser im Zuge seiner Erkrankung ein möglichst geringes Maß an psychischer Destabilisierung erfährt bzw. ein möglichst hohes Niveau seines Erlebens hinsichtlich Wohlbefinden, Sicherheit und Geborgenheit aufrechterhalten kann. Dies scheint uns ein ganz zentraler Indikator für die *Lebensqualität* von Patienten zu sein.

Verfügt der Arzt auch über ein Wissen hinsichtlich neurotischer Formen der Krankheitsverarbeitung und erkennt er die psychologischen Implikationen der Krankheit für den einzelnen Patienten, wird er seine Informationen in einer Weise dosieren, die das aktuelle psychische Befinden des Patienten berücksichtigt bzw. die subjektive Bedeutung der Erkrankung für den Patienten nicht übersieht. Dem Patienten, der sich auf eine solche psychosomatische Weise verstanden fühlt, wird es möglich sein, seine Abwehr zunehmend aufzugeben, so daß er sich mehr und mehr konstruktiven Verarbeitungsformen, die auf eine Bewältigung der aktuellen Bedrohung abzielen, öffnen kann. Dabei scheint sich ein aktiv zupackendes Verhalten, das auch Unterstützung aus der sozialen Umgebung hervorruft, Problemanalyse und eine zuversichtliche bis rebellierende Grundhaltung förderlich, eine passiv-resignative Haltung mit Dissimulierung des Krankheitsprozesses, sozialem Rückzugsverhalten, grüblerischem Hin- und Herwälzen oder das Unterdrücken von Gefühlen sich eher hinderlich auf die Adaptation auszuwirken (Heim 1988). Eine ausschließliche Berücksichtigung von Bewältigungsprozessen erscheint jedoch – wie das dargestellte Fallbeispiel zeigte – nicht ausreichend. Verleugnung ist nicht in jedem Fall dysfunktional; es ist wichtig, in welcher Phase der Erkrankung sie auftritt, wie lange sie aufrechterhalten wird und welche weiteren Verarbeitungsmodi angewandt werden.

Literatur

Beutel M (1988) Bewältigungsprozesse bei chronischen Erkrankungen. Edition medizin, Weinheim

Cremerius J (1968) Abriß der psychoanalytischen Abwehrtheorie. Z Psychother Med Psychol 18:1

Deneke F-W, Hilgenstock B (1989) Das Narzißmusinventar. Handbuch. Huber, Bern

Deneke F-W, Müller R (1985) Eine Untersuchung zur Dimensionalität und metrischen Erfassung des narzißtischen Persönlichkeitssystems. Psychother Med Psychol 35:329

Freud A (1936, 1959) Das Ich und die Abwehrmechanismen. Kindler, München

Freud S (1914) Zur Einführung in den Narzißmus. (Gesammelte Werke, Bd. 10; Fischer, Frankfurt am Main)

Gaus E, Köhle K (1986) Psychische Anpassungs- und Abwehrprozesse bei körperlichen Erkrankungen. In: Uexküll von et al. (Hrsg.) Psychosomatische Medizin. Urban & Schwarzenberg, München, S 1127–1145

Heim E (1988) Coping und Adaptivität: Gibt es geeignetes oder ungeeignetes Coping: Psychother Med Psychol 38:8

Heim E, Augustiny KF, Blaser A, Kühne D, Schaffner L, Rothenbühler M, Vallach L (1988) Manual zur Erfassung der Krankheitsbewältigung: Die Berner Bewältigungsformen (BEFO). Psychiatrische Universitätspoliklinik (PUPK), Bern (unveröffentl. Manuskript)

Joffe WG, Sandler J (1967) Kommentare zur psychoanalytischen Anpassungspsychologie mit besonderem Bezug zur Rolle der Affekte und der Repräsentanzenwelt. Psyche 21:728

Kübler-Ross E (1969) On death and dying. What the dying have to teach doctors, nurses, clergy and their own families. McMillan, New York (deutsch) 1971: Interviews mit Sterbenden. Kreuz-Verlag, Stuttgart

Laplanche J, Pontalis JB (1972) Das Vokabular der Psychoanalyse. Suhrkamp, Frankfurt am Main

Lazarus RS (1966) Psychological stress and the coping process. McGraw-Hill, New York

Lazarus RS, Folkman S (1984) Stress, appraisal and coping. Springer, New York

Mentzos S (1980) Hysterie. Kindler, München

Mentzos S (1984) Neurotische Konfliktverarbeitung. Fischer, Frankfurt

Sandler J (1961) Sicherheitsgefühl und Wahrnehmungsvorgang. Psyche 15:124

Steffens W, Kächele H (1988a) Abwehr und Bewältigung – Vorschläge zu einer integrativen Sichtweise. Psychother Med Psychol 38:3

Steffens W, Kächele H (1988b) Abwehr und Bewältigung – Mechanismen und Strategien. Wie ist eine Integration möglich? In: Kächele H, Steffens W (Hrsg) Bewältigung und Abwehr. Springer, Berlin Heidelberg New York Tokyo, S 1–50

Krankheitsbewältigung als Familienaufgabe: Erfahrungen aus dem Heidelberger Familienseminar für krebskranke Kinder

H. Häberle, G. Ruoff

Die Krebserkrankung von Kindern und Jugendlichen wird nicht nur von den Betroffenen selbst, sondern auch vom sozialen Umfeld als eine außerordentliche emotionale Belastung wahrgenommen. Durch den auch damit verbundenen Gedanken eines „Todes zu Unzeit" kommt dieser immer noch lebensbedrohlichen Erkrankung im Kindesalter eine besondere Aufmerksamkeit zu in einer Gesellschaft, die Kindern einen hohen emotionalen Stellenwert zuweist (Ariès 1985). Durch das Engagement betroffener Eltern, die sich aus ihrer Isolation wagten und ihre Problematik in die Öffentlichkeit trugen, und aufgrund der Ergebnisse wissenschaftlicher Untersuchungen ist die psychosoziale Betreuung krebskranker Kinder und ihrer Familien unabdingbar geworden (Wittmeyer u. Kaufmann 1989; Chesler u. Barbarin 1987). So wurde Anfang 1990 erstmals in der BRD die psychosoziale Regelversorgung an 32 pädiatrisch-onkologischen Zentren etabliert (Siegrist u. Koch 1989). Mit ihren Forderungen einer psychosozialen Betreuung schwerkranker Kinder und ihrer Familien in den Krankenhäusern bereitete die pädiatrische Onkologie auch den Weg zur Regelversorgung anderer chronisch kranker Kinder und entgegnet der häufig geäußerten Kritik einer „Prostitution" um die Problematik des krebskranken Kindes.

Die psychosoziale Versorgung pädiatrisch onkologischer Patienten trat zunehmend ins Bewußtsein, als eine kurative medizinische Therapie seit Mitte der 70er Jahre hohe Überlebensraten erreichte. Diagnostik und Tumortherapie wurden so entscheidend verbessert, daß bei vielen Tumorarten heute eine Heilungsrate von über 60 % zu erwarten ist; bei einzelnen Erkrankungen liegen die Zahlen noch weit darüber (Tabelle 1). Diese ermutigenden Erfolge werden durch risikoreiche aggressive, in der Regel lang andauernde Therapien erreicht, die für die betroffenen Kinder und ihre Familien enorme Belastungen darstellen.

Mit den verbesserten Heilungschancen änderten sich auch die Inhalte und Bedeutung psychosozialer Betreuung. Im Vordergrund steht nicht mehr die unmittelbare Todesbedrohung, mit der sich Patient und Familie auseinandersetzen müssen, es geht um das „Lebenkönnen" mit einer chronischen Erkrankung, auch mit der latenten Angst, dem „Damoklesschwert" einer drohenden Wieder- und Neuerkrankung (Koocher u. O'Malley 1981).

Durch die kontinuierlich ansteigende Zahl von Überlebenden, die mit krankheits- bzw. therapiebedingten Defektzuständen leben müssen, sind wir in der Phase der Tumornachsorge zunehmend konfrontiert mit Problemen der psychosozialen Fehlanpassung und Handicaps, die sich auch in einer erhöhten Präva-

Tabelle 1. Geschätzte Überlebenswahrscheinlichkeit nach Diagnosen (nur Kinder unter 15 Jahren; in Klammern ist die jeweils zugrundeliegende Patientenzahl angegeben). (Aus Kaatsch u. Michaelis 1989)

Diagnose	Geschätzte Überlebenswahrscheinlichkeit	
	nach 3 Jahren [%]	nach 5 Jahren [%]
M. Hodgkin (n = 460)	97	95
Histiozytose X (n = 195)	88	85
Keimzelltumoren (n = 304)	86	84
Wilms-Tumor (n = 525)	84	84
Akute lymphoblastische Leukämie (n = 2613)	82	77
Non-Hodgkin-Lymphom (n = 549)	78	76
Osteosarkom (n = 263)	69	65
Rhabdomyosarkom (n = 350)	64	56
Ewing-Sarkom (n = 203)	64	54
ZNS-Tumoren (n = 1099)	60	54
Neuroblastom (n = 659)	57	52
Akute myeloblastische Leukämie (n = 501)	47	43
Gesamt (n = 8301): Durchschnitt	73	69

lenzrate von psychischen und körperlichen Störungen ausdrücken (Steinhausen 1988). Diese Befunde werden durch eine prospektive Untersuchung an der psychosozialen Nachsorgeeinrichtung bei 16 zytostatisch behandelten krebskranken Kindern und Jugendlichen bestätigt, bei denen wir ab dem vierten Monat nach Therapiebeginn eine überproportionale Zunahme der psychischen und psychovegetativen Beschwerden beobachteten (Häberle et al. 1989) (Abb. 1).

Amerikanische Untersuchungen berichten über psychosoziale Probleme bei langzeitüberlebenden Patienten (Mulhern et al. 1989; Spinetta u. Deasy-Spinnetta 1986; Lansky et al. 1986; Koocher u. O'Malley 1981). Die Ergebnisse sind jedoch widersprüchlich und müssen für deutsche Verhältnisse überprüft werden. Dabei wird schwierig zu klären sein, inwieweit das traumatische Erlebnis der schweren Erkrankung, die dadurch oft lange Isolation oder die körperlichen Folgeschäden solche Leistungsdefizite hervorrufen. Relativ übereinstimmende Befunde gibt es über die spätere bessere psychosoziale Integration von Kindern, die bei Krankheitsbeginn jünger waren.

Die Situation Jugendlicher gestaltet sich auch in der späteren Krankheitsverarbeitung schwieriger. Muhlern et al. (1989) beobachteten bei Jugendlichen, die im Alter von 15 Jahren erkrankten, nach 5 Jahren rezidivfreier Überlebenszeit deutlich höhere Verhaltensabweichungen, Schulschwierigkeiten und psychosomatische Beschwerden. In der Heidelberger Untersuchung stuften sich von 40 „ehemaligen" Patienten 31 % als „reifer, vernünftiger", 17 % als „vorsichtiger, besorgter", 12 % als „ernster, zurückgezogener", 10 % mit „mehr Bewußtsein für gesundes Leben, Umwelt" ein im Vergleich zu Altersgenossen. Weit über die Hälfte der Eltern waren noch Jahre nach Therapieende besorgter um das kranke Kind als um die gesunden Geschwister (Häberle et al., im Druck).

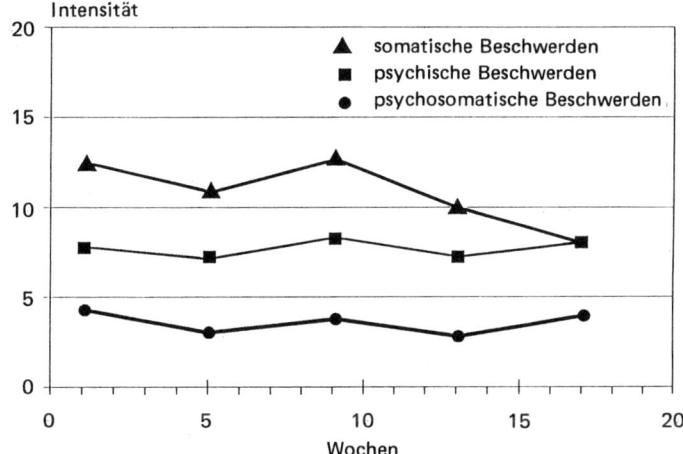

Abb. 1. Ausmaß aller somatischen, psychosomatischen und psychischen Beschwerden unter zytostatischer Behandlung bei krebskranken Kindern und Jugendlichen (n = 16). (Aus Häberle et al. 1989)

Die Diagnose einer Krebserkrankung bedeutet nicht nur für das Kind, sondern für die gesamte Familie eine Krise, die von heute auf morgen die Lebenssituation aller Familienmitglieder verändert. Es besteht für die Eltern eine unumgängliche Notwendigkeit, diese Situation durchzustehen und die damit verbundenen Ängste zu ertragen. Sie müssen in kurzer Zeit eine innere Anpassung leisten, die ihnen ermöglicht, dem kranken Kinde zu helfen, es zu versorgen, seine körperliche und psychische Entwicklung zu unterstützen, wobei sie genötigt sind, „eine Gratwanderung zwischen Überbehütung und Bagatellisierung, zwischen Forderung und Förderung, zwischen Festhalten und Loslassen einzugehen" (Bürgin 1989, S. 16). In seiner Abhängigkeit vom Familienkontext unterstützen wir das kranke Kind, wenn wir die Angehörigen in die psychosoziale Betreuung einbeziehen. So zeigten in unserer Untersuchung Kinder und Jugendliche, die durch zusätzliche familiäre Schwierigkeiten belastet waren, vermehrt psychische und psychosomatische Auffälligkeiten auch während der Behandlungszeit (Häberle et al. 1989).

Die Familie hat auf die Bewältigung von Krankheit einen großen Einfluß. Sie entscheidet über Art und Ausmaß des Erlebens der körperlichen Betroffenheit, über den Verlauf der Krankheit, den Sterbeprozeß wie auch die Trauerzeit danach. Gerade letztere kann besonders bei Krebserkrankungen mit den langen Krankheitszeiten, die oft von großen Unsicherheitsphasen und die immer wieder auftretende Entfremdung durch Krankenhausaufenthalt und drastische Behandlungsmethoden gekennzeichnet sind, nicht den Verlauf nehmen, den sie eigentlich für eine Bewältigung der Erkrankung nehmen sollte. Frühere „normale" Lebensbezüge werden außer Kraft gesetzt; die Familien verlieren dadurch ihre Gewohnheiten, ihren Zusammenhalt. Konflikte treten viel stärker auf, unvorbereiteter und sind in diesen Extremsituationen weniger von selbst zu lösen. In manchen Familien kann die Normalität zur Krise werden; und zwar dann, wenn die Mitglieder der Familie in großer Isolation zueinander lebten und die Kommunikation schon vor der Erkrankung gestört war.

Nach dem Tod des Kindes sind viele Familien in jeder Hinsicht „ausgebrannt" und haben keine Energie mehr, sich auch noch mit dem Sterbeprozeß innerlich auseinanderzusetzen. Sellschopp u. Häberle (1985) konnten zeigen, daß die Familienmitglieder nach dem Verlust eines Kindes in besonderer Weise gefährdet sind. Sie stellten daher die Forderung, daß alle in der Krebsnachsorge Tätigen nicht warten, bis die Betroffenen von sich aus um seelische und soziale Hilfen ersuchen, sondern sie müssen auf die Betroffenen zugehen, die Beziehung zu der Familie aufrechterhalten und ihnen so einen Neuanfang ermöglichen (Tabelle 2).

Nicht gering einzuschätzen sind auch die finanziellen und sozialen Belastungen, die durch längere Krankheit auf Familien zukommen und nicht durch sozialrechtliche Maßnahmen abgedeckt sind. Knispel et al. (1985) berichten über eine monatliche Mehrbelastung von ca. DM 1000,– in den ersten Monaten der Erkrankung für Ausgaben wie Geschwisterbetreuung, Ernährung, Kleidung, Haushaltshilfen, Telefonate etc. Dies führt gerade auch ökonomisch wenig begüterte Familien an den Rand ihrer Möglichkeit und Bereitschaft zur Verausgabung.

Seit vielen Jahren verweisen Untersuchungen auf die Situation der Geschwister krebskranker Kinder, die mit Schulverweigerung, psychosomatischen Störungen, Depressionen, Angst, Isolation auf die Erkrankung reagieren (Bürgin 1985). Bei Geschwistern unter 5 Jahren sehen die Autoren eine besondere Gefährdung, da diese die Trennung häufig als Strafe für eigenes Fehlverhalten interpretieren (Carr-Greg u. White 1987).

Mulhern et al. (1989) machen auf die Problematik von Ein-Eltern-Familien aufmerksam. Kinder aus solchen Familien zeigen nach ihrer Untersuchung vermehrt Schulschwierigkeiten, Ängste u. ä. Die psychosoziale Integration von Kindern Alleinerziehender wird auch deshalb als schwieriger bezeichnet, weil diese Eltern oft wenig Zeit für die intensive Betreuung ihres Kindes während und nach der Erkrankung aufbringen können und unter der Doppelbelastung der Sorge um das kranke Kind und ihrer beruflichen Situation leiden.

Bei der psychosozialen Betreuung krebskranker Kinder stützen wir uns zunehmend auf einen familientherapeutischen Ansatz. Dabei geht es nicht um ätiologische Fragestellungen oder um psychosomatische Besonderheiten von sog. „Krebsfamilien", wie sie in vielen Bereichen der Familientherapie heute noch

Tabelle 2. Psychische und psychosomatische Reaktionen in der Familie nach dem Verlust eines Kindes (Mehrfachnennungen möglich). (Aus Sellschopp u. Häberle 1985)

	Geschwister (n = 17)	Mutter (n = 20)	Vater (n = 20)
Kontaktstörungen	8	–	–
Schul- und Berufsfindungsprobleme	6	–	–
Schlafstörungen	5	5	–
Aggressive Ausbrüche	2	–	3
Depressionen	1	6	1
Suchtentwicklung (z. B. Alkohol, Tabletten, Freßanfälle)	1	2	2
Verschiedene somatische Beschwerden	1	6	2
Krebsängste	–	10	13

vertreten werden. Diese psychosomatische Sichtweise erleben wir in der psychosozialen Arbeit mit krebskranken Kindern und ihren Angehörigen als wenig hilfreich. Für die in ihrer Verantwortlichkeit für das lebensbedrohlich kranke Kind schon extrem belasteten Eltern kann eine solche therapeutische Haltung zusätzliche Schuldgefühle hervorrufen und die Krise der Familie eher verstärken (Wirsching 1986).

In der psychosozialen Betreuung an der Heidelberger Nachsorgeeinrichtung beschäftigen wir uns daher mit den Prozessen familiärer Krankheitsbewältigung. Im Vordergrund steht nicht die Frage, was den Menschen krank macht, sondern wie die schweren Belastungen zu bewältigen sind. Die Erfahrungen zeigen, daß die Betroffenen diese Krise besser verarbeiten, wenn sie frühzeitig Unterstützung und Beratung erhalten und selbst etwas gegen die Bedrohung tun können. Einen wichtigen Beitrag leisten dazu Selbsthilfegruppen von Eltern krebskranker Kinder.

Während der akuten Erkrankung, beim Rezidiv oder auch in der Sterbephase beobachten wir bei vielen Familien ein Zusammenrücken und eine festere Bindung. Zusätzliche Probleme werden häufig zurückgestellt, sie greifen auf Vertrautes zurück im Sinne einer Vermeidung von Veränderung (Wirsching 1986). Die Abwehr stellt zu bestimmten Zeitpunkten eher einen Schutz dar. Eine unterstützende, bestätigende, positive Ansätze anerkennende Begleitung, wie sie Freyberger (1989) in seiner „supportiven Therapie" darstellt, ist als therapeutische Haltung Grundlage für eine längerfristige Vertrauensbeziehung zwischen Patient, Familie und psychosozialem Betreuer. Bei einer potentiell tödlichen Krankheit, was Krebs im Kindesalter immer noch bedeutet, kann es für die Betroffenen gefährlich sein, Unbewußtes bewußt zu machen. Psychotherapie als Konfliktlösung ist in diesem Moment nicht angezeigt. Der Ausspruch einer Mutter mit einem krebskranken Kind kurz nach Diagnosestellung scheint hier treffend: „Das ist wie im Krieg, da müssen wir einfach durch, ohne nach rechts und links zu schauen." Sind wir jedoch in der Lage, betroffene Familien auf ihrem gewählten Weg zu begleiten, fühlen sie sich verstanden, und wir können Kontakte zu einer notwendigen späteren Konfliktbearbeitung aufbauen und einleiten.

In der Heidelberger Nachsorgeeinrichtung wurde seit 1979 die psychosoziale Versorgung krebskranker Kinder und ihrer Familien im Liaisondienst auf der onkologischen Kinderstation gewährleistet. Neben der stationären Betreuung ist ein Schwerpunkt eine familienorientierte ambulante Nachsorge, die auch die psychosoziale Begleitung nach dem Tod des Kindes mit einbezieht (Häberle et al. 1988). Da nur bei wenigen Patienten eine kontinuierliche und langandauernde psychotherapeutische Betreuung angebracht ist, bieten wir seit 5 Jahren betroffenen Familien mit ihren Kindern 2mal jährlich in der Nähe von Heidelberg Familienseminare an mit der Zielsetzung:

1. Kontakt zwischen den Betroffenen zur Unterstützung familiärer Ressourcen im Sinne von „Hilfe zur Selbsthilfe";
2. Verbesserung der Kommunikation zwischen allen Familienmitgliedern über die lebensbedrohliche Erkrankung;
3. Vermittlung von qualifizierten medizinischen, sozialen und psychologischen Informationen;
4. Entlastung und Entspannung.

Die Seminare werden durch psychologische Fachkräfte (Familientherapeutin, Psychologin, Erzieherin) begleitet. Die Auswahl der Themen und die Durchführung des Seminars wird gemeinsam mit betroffenen Eltern (Elternselbsthilfegruppe Heidelberg) konzipiert. Die Kooperation zwischen den psychosozialen Experten und Betroffenen ist ein wesentlicher Ansatz dieser Familienseminare. Die Kompetenz der Betroffenen im Umgang mit der Erkrankung ermöglicht ein besonderes Einfühlen in die Probleme und Bedürfnisse der Eltern und Kinder, ermutigt zu großer Offenheit und ermöglicht es, eigene Ressourcen in der Krankheitsverarbeitung zu entdecken. Als zeitlicher Rahmen steht die Zeit von Freitag nachmittag bis Sonntag mittag zur Verfügung, um damit v. a. auch Berufstätigen und Schulkindern die Teilnahme zu ermöglichen.

Es werden Eltern aus der ganzen Bundesrepublik eingeladen mit dem Gedanken, sich gegenseitig über Behandlungen und Betreuung an den verschiedenen onkologischen Zentren auszutauschen und neue Erfahrungen betroffenen Eltern an ihren Kliniken weiterzugeben. Dadurch entstehen auch neue Kontakte und Freundschaften.

Entscheidend geprägt sind die Wochenenden durch das Seminargebäude, ein nahe bei Heidelberg gelegenes Haus der Erzdiözese Freiburg, in dem die Familien wohnen.

Inhaltlich bieten wir Freitagabend nach einer Vorstellungsrunde zwischen Erwachsenen und Kindern zumeist ein sozialrechtliches Thema an, wobei wir versuchen, auch Kenntnisse betroffener Eltern aufzugreifen. Durch einen erfahrenen Kinderonkologen wird am Samstag vormittag ein medizinisches Thema referiert, wobei wir dem „Gespräch mit dem Arzt" viel Raum lassen. Oft gelingt es Eltern in dieser entspannten Gesprächsrunde, losgelöst vom Druck des Klinikalltags, wichtige und oft lang aufgestaute Fragen an den Arzt zu stellen. Es geht vorwiegend um Inhalte wie Spätfolgen der Behandlung, neuere Therapieansätze, Alternativtherapien, worüber die Eltern in der Klinik oft nur wenig aufgeklärt werden. Die Referate gewährleisten fundierte medizinische Informationen, und wir möchten damit der Verunsicherung durch Falschinformationen in den Medien begegnen.

Der Sonntagvormittag bleibt den „nonverbalen" Therapieformen vorbehalten. Wir möchten damit den Eltern die Möglichkeit geben, z.B. über Musik, Malen, Entspannung Zugang zum kranken Kind und vielleicht zu sich selbst zu finden. Entscheidend ist das „Rahmenprogramm": Wandern, gemeinsames Essen, Spielen etc., bei dem sich häufig intensive Kontakte und Gespräche zwischen den Betroffenen ergeben (Seminarplan s. folgende Übersicht).

Seminarthemen während der 9 Seminare

Medizin:	Spezielle Therapieverfahren (z. B. Knochenmarktransplantation), neue Ergebnisse aus der Therapie- und Immunologieforschung, Nebenwirkungen und Spätfolgen, anthroposophische Behandlungsansätze, Pflege und Ernährung.
Sozialrecht:	Sozialrechtliche Unterstützungsmöglichkeiten, Erfahrungen mit Familienkuren, mit Elternwohnungen.
Psychologie:	Umgang mit dem kranken Kind, Veränderungen in der Familienstruktur, Umgang mit eigenen Belastungen, Literatur zum Thema „Krebs im Kindesalter".

Nonverbale Verfahren:	Maltherapie, Musiktherapie, konzentrative Bewegungstherapie, funktionelle Entspannungstherapie, kommunikative Bewegungsspiele.

Bei den Gruppengesprächen stehen die gegenseitige Unterstützung und der Erfahrungsaustausch von Menschen in gleicher Situation im Vordergrund. Selbsterfahrung wird wenig initiiert. Die unterschiedliche Betroffenheit und Krankheitsphase, in der sich Familien befinden, bergen die Gefahr der Überflutung durch Ängste und Gefühle, die sich in diesem begrenzten Rahmen nicht bearbeiten lassen. Andererseits ist erstaunlich, in welcher Offenheit die Eltern sich ihrer Problematik stellen, aber sich auch gegenseitig Mut machen, Schwierigkeiten in ihrer Familie, Partnerschaft, im Umgang mit dem kranken Kind und den Geschwistern anzugehen.

Wir möchten in den Familienseminaren gerade auch die Väter ansprechen, die im Klinikalltag durch ihre Berufstätigkeit häufig ausgeschlossen bleiben. Darüber hinaus haben Männer in ihrer Rolle immer noch große Schwierigkeiten, ihre Angst und Betroffenheit zu zeigen, was in vielen Familien zu Kommunikationsstörungen und den damit verbundenen Konflikten führt. Um ihnen den Zugang zu erleichtern, steht in unseren Seminaren die Wissensvermittlung im Vordergrund. Nicht selten erfahren wir, daß Mütter mit ihren Kindern erst einmal nach Heidelberg kommen, um sozusagen „abzutasten" wie das Wochenende verläuft, und beim nächsten Mal ihren Mann mitbringen.

Auffallend ist die hohe Teilnahme der Frauen, was die Situation im Klinikalltag widerspiegelt. Neben der größeren Bereitschaft von Frauen, sich mit psychosozialen Themen zu beschäftigen, macht sich auch der recht hohe Anteil alleinstehender Mütter bemerkbar, deren Beziehung im Verlaufe der Erkrankung zerbrochen ist oder die zuvor getrennt lebten. Seit einigen Wochenenden beobachten wir eine relative Zunahme der Anzahl von Männern, ebenso von Familien.

Von Anfang an nehmen verwaiste Familien an unseren Seminaren teil. Gerade diese Familien fühlen sich nach dem Tod ihres Kindes besonders isoliert und benötigen Hilfe. Auch möchten wir die Themen Sterben, Tod und Trauer bei Eltern krebskranker Kinder, die trotz hoher Heilungschancen mit diesen Ängsten über lange Zeit leben lernen müssen, nicht ausschließen. Die Gespräche mit verwaisten Eltern und Kindern sind auch eine Chance, sich mit dieser Bedrohung zu konfrontieren und auseinanderzusetzen, aber auch zu erfahren, daß das Leben nach dem Verlust des Kindes weitergehen kann. Sicher ist es für die Zusammensetzung der Gruppe wichtig, daß der Anteil trauernder Eltern nicht zu groß ist. Dies würde auch die Intention des Seminars verändern, einen gemeinsamen Weg zu finden, mit der Krankheit „leben zu lernen".

Der lockere, eher informelle Rahmen und daß die Seminarleiter während des ganzen Wochenendes zur Verfügung stehen, schaffen auch einen angstfreien Zugang zu vorhandenen psychosozialen Problemen. Für manche Eltern wird dadurch ein Weg bereitet, sich zu Hause Hilfe und Rat in einer Selbsthilfegruppe oder bei einem psychosozialen Experten zu holen.

Wir machen die Erfahrung, daß Eltern immer wieder nach Heidelberg zu den Familienwochenenden kommen, auch mit der Absicht, neue Gedanken und Erfahrungen zu sammeln, Probleme auszutauschen oder um sich Unterstützung zu holen, daß der von ihnen gewählte Lebensweg im Umgang mit der Erkrankung richtige Bahnen nimmt. Es erstaunt immer wieder, welcher Stellenwert diesen Wochenenden beigemessen wird.

Ein Beispiel der Familie K. aus dem Norden von Deutschland soll dies verdeutlichen:

Familie K. kam zu unserem ersten Familienseminar 1985 kurz nach dem Tod ihres Sohnes Peter; die 5jährige Maria war zu Hause bei den Großeltern geblieben. Auch, weil die Mutter in ihrer Trauer das gesunde Kind noch nicht akzeptieren konnte. Schon während des Wochenendes veränderte sich durch die Gespräche mit den anderen Eltern ihre Einstellung zur Tochter, und sie plante, zum nächsten Familienseminar Maria mitzubringen. Für uns alle erstaunlich war zu erleben, daß Familie K. dies verwirklichte. Damals war Maria recht verhaltensauffällig, und wir rieten, eine Spieltherapie einzuleiten. Diesen Vorschlag konnte Familie K. nicht aufgreifen, da sie eine Psychotherapie als zusätzliche Stigmatisierung erlebte, sicher auch, um sich nicht Schuldgefühle über die zeitweilige Vernachlässigung und den Liebesentzug Marias infolge des Todes ihres Bruders eingestehen zu müssen. Familie K. kam 2 Jahre später wieder nach Heidelberg und brachte zusätzlich den neugeborenen 6monatigen Andreas mit. In größeren Abständen besuchte die Familie jetzt mit beiden Kindern die Heidelberger Wochenenden, und wir konnten beobachten, wie sich sowohl die Familiensituation entspannte als auch die Entwicklung von Maria verbesserte. Familie K. holte sich in Heidelberg sowohl bei uns als auch bei anderen Eltern darüber Rat und Bestätigung. Wir erlebten bei unserem letzten Familienseminar, daß Maria zu diesem Zeitpunkt keine psychotherapeutische Betreuung benötigte und sich gesund entwickelte.

Mit diesem Beispiel soll auch gezeigt werden, daß die Wochenenden für manche Familien und Kinder eine immer wiederkehrende Möglichkeit des Kontaktes und des Austausches bieten.

In statistischen Zahlen dargestellt, ergibt sich folgendes Bild der bisher stattgefundenen 9 Familienseminare von 1985 bis 1989 (s. Tab. 3+4).

Eine notwendige Voraussetzung scheint bei einer Gruppenzusammensetzung von Familien in unterschiedlichen Krankheits- und Lebensphasen: eine klare Strukturierung durch vorgegebene Themen, die Eingrenzung der Gruppengespräche auf themenbezogene Inhalte unter Zurückstellung der Selbsterfahrung. Als Rahmen versuchen wir eine Atmosphäre zu schaffen, die von Eltern und Kindern häufig als „Ferien in Heidelberg" bezeichnet wird.

Inhaltlich ist von Anfang an das Miteinbeziehen der Kinder, sowohl Betroffener als auch deren Geschwister, konzipiert. Aus unserem familienbezogenen Ansatz ergibt sich dies zwingend und notwendig. Um eine familiäre Atmosphäre aufrechtzuerhalten, ist die Größe der Gruppe eine wichtige Voraussetzung. Wir beschränken uns daher auf die Teilnahme von maximal 25 Erwachsenen und 20 Kindern, wobei eine geringere Teilnehmerzahl eher die Gruppenintensität fördert. Die Anzahl der Kinder hat im Laufe der Seminare deutlich zugenommen, was z. T. darauf zurückzuführen ist, daß mehr kranke Kinder zum Familienwochenende kommen (Tabelle 4).

Der anfänglich geringe Anteil krebskranker Kinder rührt auch aus der Angst der Eltern vor Ansteckung im Kontakt mit anderen Kindern. In einem Anschreiben informieren wir seither die Familien, daß sie bei Infektionen, Kinderkrankheiten etc. nicht am Seminar teilnehmen und damit eine relative Sicherheit für die Kranken geboten wird.

Es zeigt sich, daß mehr als 20 Kinder nicht zu betreuen sind, um die Wahrnehmung jedes einzelnen Kindes zu gewährleisten. Eine deutliche Erleichterung

Tabelle 3. Erwachsene Teilnehmer

Seminar	Anzahl der Teilnehmer	Frauen	Männer	Davon verwaiste Eltern
1	33	25 (76%)	8 (24%)	11
2	29	19 (66%)	10 (34%)	8
3	21	15 (71%)	6 (29%)	5
4	20	13 (65%)	7 (35%)	4
5	29	18 (62%)	11 (38%)	5
6	23	16 (70%)	7 (30%)	7
7	22	22 (69%)	10 (31%)	3
8	15	9 (60%)	6 (40%)	2
9	19	12 (63%)	7 (37%)	3
Gesamt	211	149	72	48

Tabelle 4. Teilnehmende Kinder

Seminar	Anzahl Kinder	Kranke Kinder	Geschwister von kranken Kindern	Verwaiste Geschwister
1	10	3 (30%)	5	2
2	18	6 (33%)	9	3
3	12	5 (42%)	5	2
4	18	7 (39%)	7	4
5	12	5 (42%)	5	2
6	15	5 (33%)	6	4
7	18	10 (56%)	8	–
8	19	7 (37%)	10	2
9	19	9 (47%)	8	2
Gesamt	141	57	63	21

brachte die Einbeziehung einer Kindergärtnerin, die sich der sehr kleinen Kinder annimmt. Die große Heterogenität der Gruppe, bedingt durch eine Altersspannbreite von unter 1 Jahr bis über 14jährige, soziokulturelle Unterschiede und verschiedene Krankheitsphasen und -diagnosen macht eine intensive Betreuung notwendig. Dazu kommen oft durch die Krankheit bedingte und verstärkte psychische Schwierigkeiten, sowohl bei den kranken Kindern als auch den Geschwistern.

Die Betreuung der Kinder steht in erster Linie unter dem Thema von „Spiel, Spaß und Freizeit". Psychologische Aspekte bilden den notwendigen Erfahrungs- und Verstehenshintergrund für die Betreuung der Kinder. Der äußere Rahmen bietet gute Voraussetzungen für die Gestaltung des Wochenendes, mehrere Räume zum Spielen stehen zur Verfügung, darunter ein Werkraum, Wald und Wiesen schließen sich direkt an das Bildungszentrum an. Die Kinder entwickeln während des ganzen Wochenendes eine nicht enden wollende Reihe von konstruktiven Aktivitäten und Einfällen.

Eine der herausragenden Beobachtungen dieser Tage sind für Eltern und Betreuer, daß Eltern und Kinder voneinander loslassen können. Eine Mutter charakterisierte dies treffend: „Ich kann immer noch nicht fassen, daß mein Sohn drei Tage lang nicht nach mir fragte, nicht an meinem Rockzipfel hing." Eine Situation, die sie drei Jahr lang, seit Erkrankung des Kindes nicht mehr erlebt hatte. Durch die Sicherheit, daß die Kinder gut versorgt sind, können die Eltern zumindest zeitweise die Verantwortung an die Betreuer abgeben und haben dadurch die Möglichkeit, sich ganz um sich selbst und die eigenen Probleme zu kümmern, ohne neuerliche Schuldgefühle zu bekommen, ihr Kind zu vernachlässigen. Manche Eltern berichten, daß es überhaupt das erste Mal seit der Erkrankung sei, daß ihr Kind gelöst und glücklich wieder mit anderen spiele.

Ein wichtiges Erlebnis ist für die Eltern, neben den krankheitsbedingten Einschränkungen wieder gesunde und lebendige Seiten bei ihrem kranken Kind zu entdecken, wie es mit anderen spielt, tobt und Freude hat. Diese Erfahrungen sind ihnen oft zu Hause, bedingt durch die Ängste und Unsicherheit, nicht möglich.

Das Beispiel einer Familie soll dies verdeutlichen.

Der 8jährige Tobias hatte aufgrund eines Hirntumors Koordinationsstörungen in den Bewegungsabläufen. Die Eltern waren äußerst ängstlich, daß Tobias fällt und sich verletzt. Sie baten daher die Betreuer, ihren Sohn besonders zu beaufsichtigen und konnten sich nur schwer von ihm trennen. Auf dem Abenteuerspielplatz entwickelte Tobias eine enorme Bewegungsfreude, die dazu führte, daß er mit großer Begeisterung immer wieder mit einer Winde an einem Seil hin- und hersauste, natürlich unter der ständigen, auch angstvollen Beobachtung der Betreuer. Wir bemerkten jedoch, wie wichtig diese Freude und Erfahrung für Tobias war, auch weil sich nur wenige der anderen Kinder zu dieser Seilfahrt trauten. Diese Fertigkeit brachte Tobias Anerkennung und Integration in die Gruppe. Die Eltern erlebten, welche Aktivitäten und Fähigkeiten ihr Kind entwickelte, die sie aus Sorgen um seine Krankheit ihm nicht mehr zugestehen konnten. Die Geschichte von Tobias macht auch die schwierige Aufgabe der Betreuer deutlich, einen Weg zu finden zwischen Freizügigkeit und Einschränkung, ähnlich der Situation der Eltern.

Bei dieser eher schwierigen Gruppenzusammensetzung ist es erstaunlich, wie schnell die Kinder Vertrauen fassen, Kontakt untereinander finden und Freundschaften schließen, die oft über die Seminare hinausgehen. Sie verblüffen durch ihre große Offenheit und Selbstverständlichkeit, über die Erlebnisse der Krankheit, der Therapie und auch den Tod eines Geschwisters zu erzählen. Wir erleben das Nebeneinander der durchgemachten schlimmen Ereignisse und der wiederkehrenden Lebensfreude. Die Vermutung liegt nahe, daß die allen gemeinsamen Erfahrungen der schweren Krankheit auch Nähe schaffen, ähnlich wie bei den Erwachsenen, und den Reifeprozeß der Kinder eher fördern. Dies kann auch zu einem intensiveren Erleben führen im Vergleich zu Kindern, die sich noch nie mit solchen Problemen auseinandersetzen mußten. Und nicht selten sind es die Kinder, die ihre Eltern wieder nach Heidelberg zum Familienseminar überreden.

Bei den Geschwistern beobachteten wir oft ein hohes Verantwortungsbewußtsein. Fast immer übernimmt das gesunde Geschwister die Sorge um das kranke Kind, z. B. daß Vorsichtsmaßnahmen eingehalten werden, daß der Kranke miteinbezogen, geschützt oder auch entschuldigt wird, wenn er im Spiel nicht mithalten kann. Obwohl wir darauf achten, die gesunden Geschwister in ihrer Verantwortlichkeit zu entlasten, gelingt es kaum, diese Beziehungsmuster aufzulösen. Die Erfahrungen der Bedrohung, des Leidens, auch die der Schuld prägen zutiefst die Beziehungen zwischen den Geschwistern und deren emotionale Entwicklung. Die Position des „Helfers" für den Kranken kann auch entlasten gegenüber den Gefühlen von Eifersucht, Angst, Wut und Trauer, die bei fast allen Geschwistern unabhängig vom Alter entstehen, da die ganze Aufmerksamkeit und Fürsorge dem lebensbedrohlich kranken Kind zukommt. So sind es gerade die Probleme im Umgang mit den Kindern, die Eltern an diesem Wochenende beschäftigen. Sie suchen Rat beim Psychologen, tauschen mit den anderen Familien ihre Erfahrungen und Schwierigkeiten aus, gleichzeitig „gute" Eltern sowohl für die Kranken als auch die Gesunden sein zu müssen/wollen.

Abschließend möchten wir an der Geschichte einer akut kranken 13jährigen Leukämiepatientin die Besonderheit, aber auch die Schwierigkeit unseres Familienseminars darstellen. Diese Patienten benötigen aufgrund ihrer körperlichen und psychischen Labilität eine hohe Aufmerksamkeit und stellen für sie selbst, die Eltern und die Betreuer eine Forderung dar. Doch möchten wir in unserem Seminar keine Krankheits- oder Lebensphase ausgrenzen (s. auch die Integration verwaister Eltern).

Petra kam zum ersten Mal während der initialen Chemotherapie nach Heidelberg. Bedingt durch Cortison, war sie aufgeschwemmt (Cushing-Syndrom), depressiv und sehr reizbar. Die meiste Zeit nahm sie nur beobachtend teil oder zog sich in ihr Zimmer zurück, während ihre beiden Schwestern lebhaft in der Gruppe spielten. Für die Familie war diese Situation belastend, in einer Mischung von Angst, Scham und Neid. Ein Jahr später kam Familie N. wieder nach Heidelberg. Petra war in der Zwischenzeit sowohl körperlich als auch seelisch sichtbar verändert: ihre Haare waren gewachsen, sie war körperlich wieder beweglich und ein fröhliches junges Mädchen von 14 Jahren, das sich völlig unproblematisch in die Gruppe integrierte und lebhaft mit den Jungens kokettierte. Für Petra war diese Situation, sich anders als das Jahr zuvor zeigen und mithalten zu können, ein Erfolgserlebnis. Sie hatte uns und sich bewiesen, daß sie wieder „gesund" ist. Für die Eltern eine Bestätigung, daß trotz der Erkrankung Petra wieder zur ihrer „Normalität" zurückgefunden hatte. Doch wurde Familie N. und Petra mit dem Tod einer gleichaltrigen Patientin konfrontiert, mit der sie im letzten Seminar Freundschaft geschlossen hatten und die wenige Wochen zuvor gestorben war. Die Mutter dieser Freundin wurde in ihrer Trauer an diesem Wochenende von den Eltern aufgenommen und getragen.

In unseren Heidelberger Familienseminaren versuchen wir, in einem offenen Angebot an die Betroffenen eine familienorientierte Nachsorge zu verwirklichen. Diese soll in medizinischer und psychologischer Hinsicht den Anforderungen und Kenntnissen entsprechen, die heute in der psychosozialen Betreuung von krebskranken Kindern und ihren Familien notwendig sind. Durch die Einbeziehung betroffener Eltern in die Konzeption und Durchführung der Seminare wollen wir den hohen Stellenwert und die Kompetenz der Selbsthilfe in der pädiatrischen Onkologie unterstreichen. Um dieser in vieler Hinsicht eher schwierigen Aufgabe nachzukommen, bedarf es qualifizierter Mitarbeiter und Referenten. Unter diesen Voraussetzungen zeigt sich, daß die Seminare geeignet sind, Familien zusammenzuführen, den durch die Krankheit bedingten Spaltungsprozessen entgegenzuwirken und vorhandene Ressourcen in der Krankheitsbewältigung aufzudecken. Wieweit dieses Konzept auf krebskranke Erwachsene mit ihren Familien übertragen werden kann, wie es derzeit in Abwandlungen der Münchner Tagesklinik (Beutel u. Sellschopp 1989) durchgeführt wird, soll in einem nächsten Schritt angegangen werden.

Literatur

Ariès P (1985) Geschichte der Kindheit. dtv, München

Beutel M, Sellschopp A (1989) Ergebnisse zu Familienwochenenden mit Krebskranken der Münchner Tagesklinik. (Vortrag Psychosozialer Krebskongreß, Heidelberg)

Bürgin, D (1985) Die Auswirkungen von Krankheit und Tod des tumorkranken Kindes auf Eltern und Geschwister. In: Bräutigam W, Meerwein F (Hrsg) Das therapeutische Gespräch mit Krebskranken. Huber, Bern, S 1–16

Bürgin D (1989) Die Bedeutung der chronischen Krankheit für Kind und Familie. (Vortrag Psychosozialer Krebskongreß, Heidelberg)

Carr-Gregg M, White L (1987) Siblings of pediatric cancer patients: a population at risk. Med Pediatr Oncol 15:62–68

Chesler MA, Barbarin OA (1987) Childhood cancer and the family. Brunner & Mazel, New York

Freyberger H (1989) Wirkfaktoren psychotherapeutischer Methoden und Beziehungsangebot. (Vortrag Psychosozialer Krebskongreß, Heidelberg)

Häberle H, Schwarz R, Brandeis W (1988) Psychosoziale Versorgung der onkologischen Kinderstation. Kinderarzt 19:4

Häberle H, Grupp K, Ludwig R, Schwarz R (1989) Psychovegetative Nebenwirkungen unter antineoplastischer Chemotherapie bei krebskranken Kindern und Jugendlichen. (Vortrag Kinderärztekongreß, Ulm)

Häberle H, Daum, R, Roth H, Ludwig R, Schwarz R (1990) Lebenssituation und Lebensqualität von Kindern und Jugendlichen nach einer malignen Tumorerkrankung. Zentralbl Chir 115/15:929–936

Kaatsch P, Michaelis J (1989) Jahresbericht 1988 des Kinderkrebsregisters Mainz. (IMSD Johannes-Gutenberg-Universität, Langenbeckstr. 1, Mainz)

Knispel J, Thiel R, Wallis H (1985) Bereiche psychosozialer Betreuung krebskranker Kinder und ihrer Familien. Klin Pädiatr 197:183–187

Koocher GP, O'Malley JE (1981) The Damocles syndrom: Psychosocial consequences of surviving childhood cancer. McGraw-Hill, New York

Lansky SB, List MA, Ritter-Sterr C (1986) Psychological consequences of cure. Cancer 58:529–533

Mulhern RK, Wassermann AL, Friedman AG, Fairclough D (1989) Social competence and behavioral adjustment of children who are long-term survivors of cancer. Pediatrics 83/1:18–25

Sellschopp A, Häberle H (1985) Untersuchungen zur Familiendynamik nach dem Verlust eines Kindes. In: Bräutigam W, Meerwein F (Hrsg) Das therapeutische Gespräch mit Krebskranken. Huber, Bern, S 107–120

Siegrist B, Koch U (1989) Das psychosoziale Betreuungsangebot in der pädiatrischen Onkologie. In: Verres R, Hasenbring M (Hrsg) Jahrbuch der medizinischen Psychologie. Springer, Berlin Heidelberg New York Tokyo, S 224–239

Spinetta JJ, Deasy-Spinetta P (1986) The patient's socialisation in the community and school during therapy. Cancer 58:12–15

Steinhausen HC (1988) Psychische Störungen bei Kindern und Jugendlichen. Urban & Schwarzenberg, München

Wirsching M (1986) Krankheit und Familie – Zur Entwicklung einer beziehungsdynamischen Sicht in der Psychosomatik. Prax Kinderpsychol Kinderpsychiatr 354:118–123

Wirsching M (1988) Der familientherapeutische Ansatz im pädiatrisch-onkologischen Behandlungsteam. Klin Pädiatr 200:279–282

Wittmeyer H, Kaufmann U (1989) Psychologische Betreuung krebskranker Kinder und ihrer Familien. Klin Pädiatr 201:350–354

Interaktionsprobleme mit älteren Krebspatienten. Schlußfolgerungen aus psychotherapeutischen Behandlungen

H. Radebold

Vorbemerkung

Ältere (hier definiert als über 55-/60jährige) Krebspatienten sind dadurch charakterisiert, daß sie einerseits an einer schweren bis lebensbedrohlichen Erkrankung leiden und andererseits aufgrund ihres chronologischen Alters in der Regel eindeutig älter als ihre professionellen Behandler sind. Gleichzeitig wird ihre Prognose insgesamt günstiger eingeschätzt. Auffallenderweise erhalten sie nach meinem Kenntnisstand im Gegensatz zu den jüngeren Krebspatienten nur in geringem Umfang psychosoziale/therapeutische Hilfestellung.

Meine nachfolgenden Überlegungen stützen sich auf zahlreiche Behandlungen von 50- bis 80jährigen neurotisch/reaktiv Erkrankten mit psychoanalytischer Einzelpsychotherapie/Psychoanalyse, analytischer Gruppenpsychotherapie und Paartherapie. Darunter befanden sich insgesamt zehn 50- bis 70jährige Krebspatienten (9 Frauen, 1 Mann), die einzeln langfristig (über mindestens 60 Behandlungsstunden, über mindestens einen Zeitraum von 1 ½ Jahren) behandelt wurden. Zwei Patienten suchten eine spezifische psychotherapeutische Hilfestellung aufgrund einer lang anhaltenden Depression nach erfolgter Krebsbehandlung innerhalb der Fünfjahresfrist. Bei den weiteren 8 Patientinnen wurde die Krebserkrankung entweder zwischen Erstinterview und Behandlungsbeginn oder im ersten Halbjahr der Behandlung diagnostiziert. Diese wünschten wegen einer neurotischen Erkrankung eine psychoanalytische Behandlungsmöglichkeit.

Wissens- und Kenntnisstand über Psychotherapie im Alter

Unverändert gilt die Aussage von Häfner (1986, S. 41) in seinem Gutachten zur Lage der Gerontopsychiatrie in der Bundesrepublik Deutschland, daß hier „die Psychotherapie alter Menschen wissenschaftlich und praktisch absolut unterentwickelt ist".

Unser heutiger Kenntnis- und Wissensstand (Radebold 1989 a, b) belegt, daß Psychotherapie nach unterschiedlichen theoretischen Konzepten (insbesondere Psychoanalyse, zusätzlich Verhaltenstherapie, Gesprächstherapie, Psychodrama sowie übende Verfahren) bei unterschiedlichen Zielgruppen 50- bis 80jähriger befriedigende bis gute langfristige Erfolge mit unterschiedlichen Formen (Einzel-, Gruppen- und Paartherapie) erzielt. Aufgrund einer epidemiologischen Untersuchung einer ländlichen Region (Oberbayern) geht Dilling (1981) psychiatrischerseits von einem Bedarf an psycho- und soziotherapeutischer Hilfestellung für die

Gruppe der 50- bis 64jährigen psychisch Kranken von 19 % und für die Gruppe der über 65jährigen von 7 % (langfristig psychoanalytisch 2 %, soziotherapeutisch/beratend 5 %) aus. Gleichzeitig wird der Bedarf an somatisch-psychiatrischer Hilfestellung für beide Altersgruppen auf zusätzliche 13 % geschätzt. Demgegenüber steht die Aussage der Praxisstudie der DGPPT (1988), daß lediglich 4,8 % der Patienten der psychoanalytischen Praxen die Altersgruppe der 51- bis 60jährigen und lediglich 0,9 % auf die Altersgruppe der über 60jährigen entfielen, d. h. in absoluten Zahlen für die letztere Gruppe insgesamt 110 Patienten. Entsprechend hatten 89,5 % keine Patienten über 60 Jahre.

Behandlungsziele bei Krebskranken

Unabhängig von spezifischen Zielsetzungen einer Psychotherapie/Psychoanalyse, wie sie sich z. B. aufgrund von psychoanalytischen Krankheitsmodellen ergeben, bestehen zunächst generelle Ziele:

Allein das Problem der Aufklärung und Diagnosevermittlung sowie der Vermittlung des Umganges mit der Therapie und ihren Folgen stellen das ärztliche und pflegerische Personal häufig vor schwierige Probleme (Friedrich 1989).

Wenn sich ein Mensch in seiner lebensbedrohlichen Erkrankung, wie z. B. dem Krebs, den technischen apparativen Möglichkeiten und Notwendigkeiten der medizinischen Behandlung aussetzt, so geht dies nur, wenn er seinem Körper die effektive Besetzung entzieht ... Es geht nicht nur um die Auseinandersetzung mit den Auswirkungen von Prothesen, mit Narben und kosmetischen Folgen; mit Fragen der Veränderung, der Ernährung oder von sexuellen Funktionsstörungen. Es geht um mehr – um das Zurückfinden in den eigenen Körper (Sellschopp 1989).

Das heißt, es geht zunächst um eine generelle Hilfestellung zur Auseinandersetzung und ggf. um Bewältigung der Krebserkrankung.

Ältere Krebspatient(inn)en

Über die psychotherapeutische Behandlung von über 50- bis 70jährigen Krebspatient(inn)en liegen – zumindestens nach meinem Kenntnisstand – keine publizierten Behandlungserfahrungen vor. Es ist bekannt, daß Patienten dieser Altersgruppe in entsprechenden Fachkliniken an therapeutischen Einzel- und Gruppengesprächen teilnehmen, dagegen sind sie selten Patienten von Rehabilitationskliniken, insbesondere von psychosomatischen Kliniken.

Ihre Behandlungssituation ist dadurch charakterisiert, daß ihre Krebserkrankung in die zweite Hälfte des Erwachsenenlebens fällt, die zunehmend mehr durch vielfältige Bedrohungen, Verluste und Kränkungen als normaler Bestandteil des Lebenszyklus charakerisiert ist: z. B. Verluste von wichtigen Beziehungspersonen (Eltern, Partner/-innen, Verwandte, Freunde sowie auch schon eigene Kinder), von körperlichen und psychischen Fähigkeiten, von Funktionen und Aufgaben (Ausscheiden aus dem Arbeitsprozeß) und von sozialer Sicherheit und Umwelt. Diese Bedrohungen, Verluste und Kränkungen in ihrer jeweils spezifischen innerpsychischen Bedeutung können dazu unerwartet (z. B. wenn eine Mutter ihr Kind anstelle des langen chronisch kranken Partners verliert), innerhalb eines kurzen Zeitraums und in mehreren Bereichen (Beziehungen, Funktionen und Sicherheit) erfolgen. Gerontologische Stichworte lauten dafür Multimorbidität und Problemkumulationen.

Unübersehbar ist weiterhin die Tatsache, daß die in der Behandlung professionell Tätigen in der Regel jünger, teilweise sogar erheblich jünger als ihre älteren Patienten sind. Dadurch sehen sich diese jüngeren Behandler mit einer Reihe spezifischer Schwierigkeiten für die Interaktion und ihre therapeutische Hilfestellung konfrontiert (Radebold 1988).

Zur Situation der Behandler

Die jüngeren Behandler verfügen über die Macht der Behandlungsentscheidung, der Behandlungsmaßnahmen sowie ihrer -abläufe. Dazu tritt, wie Loch (1974) es genannt hat, die Funktion des „Gesetzgebers und Richters", d. h. der vorbewußt bis unbewußt Verhaltensnormen und Leitbilder aufstellt und gleichzeitig das Verhalten beurteilt (bzw. verurteilt!).

Weiterhin bedingt die unübersehbare Altersdifferenz eine veränderte (unbewußte) Übertragungskonstellation. Im Gegensatz zur Behandlung neurotisch/reaktiv erkrankter gleichaltriger oder jüngerer Patienten erlebt sich der jüngere Behandler jetzt in der Situation eines Kindes bzw. Enkelkindes und wiederholt so (mehr oder weniger unbewußt) seine eigene Kind-Eltern- bzw. Enkelkind-Großeltern-Beziehung. Damit werden alle bisher abgewehrten Konflikte und Traumatisierungen der Kindheit wiederbelebt, insbesondere ein weites Spektrum von Gefühlen, die von tiefer Verliebtheit über resignative Einstellung bis zu haßvollen Vorwürfen reichen bei diesbezüglichen Phantasien und Objektbeziehungsmustern. Ebenso empfindet die/der Ältere den Jüngeren in einer Kind- bzw. Enkelkindposition, die alle Erinnerungen und früheren Erfahrungen mit Jüngeren (Geschwister, Freunde, Kinder, jüngere Arbeitskollegen etc.) ansprechen. Auf dieses „neue" (und möglicherweise im Lebensablauf „letzte") Kind werden alle Ängste, Wünsche, Erwartungen und Sehnsüchte (im Sinne einer Wiedergutmachung) übertragen (Radebold 1985, 1988).

Diese „umgekehrte" Übertragungskonstellation wird also zunächst weitgehend durch die übertragenden Gefühle, Phantasien, Konflikte sowie Objektbeziehungsmuster des Jüngeren bestimmt, die ihm die beschriebene Macht verleiht.

Die eigene Position im Lebenszyklus bringt weitere Schwierigkeiten, denn sie definiert zusätzlich, welche eigenen Bedürfnisse bzw. Abgrenzungswünsche gegenüber den Älteren bestehen (Radebold et al. 1973, 1981). Junge Erwachsene suchen entweder aufgrund ihrer Enttäuschungen „neue, ideale" Eltern bzw. Schwiegereltern oder möchten sich unbedingt von ihnen abgrenzen und endgültig trennen. Im mittleren Lebensalter stehende Erwachsene wünschen eine für sie brauchbare erwachsenengerechtere Distanz oder fangen an, sich (aufgrund eigener Kinder) mit den Eltern auseinanderzusetzen bzw. sich mit ihnen zu identifizieren. Im Übergang zum höheren Lebensalter erlebt die/der Erwachsene, daß sich die eigenen Eltern und Älteren (meist negativ im Sinne des Defizitmodells) verändern (Abbau physischer und psychischer Leistungsfähigkeit), nicht mehr Sicherheit gebende Stabilität und Schutz vermitteln und umgekehrt eine „filiale Hilfestellung" (Blenker 1965; Schultz-Jena Bruder 1984) benötigen, d. h. daß die Jüngeren die Aufgabe einer erwachsenengerechten Fürsorge, Hilfestellung und u.U. Bewahrung übernehmen müssen. Spätestens im höheren Lebensalter tritt dazu die Aufgabe, mit Hilfe des eigenen Trauerprozesses den Verlust dieser Eltern zu akzeptieren und für sich selbst das Näherrücken des Lebensendes zu realisieren. In der „Sandwichsituation" des Erwachsenen im mittleren/höheren Lebensalter (Hilfe für die heranwachsenden Kinder und für die alten Eltern) werden Ältere eher gemieden und Hilfestellung wird von der gleichen Altersgruppe erwartet. Manchmal wünscht man sich Kontakt zu noch Älteren, um positive Vorbilder für das eigene Altern kennenzulernen. Häufiger wird jedoch die Abgrenzung zu den noch Älteren benötigt, um sich selbst noch nicht „alt" zu fühlen. Überall sind die „Alten" immer die anderen (d. h. die noch Älteren!).

Die Begegnung mit Älteren fordert zusätzlich eigene Überlegungen, aber auch möglicherweise Ängste heraus, wie man selbst altern möchte. Gerade der langfristige Kontakt mit schwer oder multimorbid erkrankten und durch Problemkumulationen belasteten Älteren konfrontiert mit den Aspekten des Alterns, die wir bisher vermeiden möchten: Bedrohungen, Verluste und Kränkungen samt des näherrückenden Lebensendes. So wird verständlich, daß jüngere professionell Tätige mit Hilfe vielfältiger Interaktionsformen eine langfristige intensive Beziehung häufiger zu Älteren vermeiden oder sie ablehnen, anstatt sie zu suchen (Radebold 1985). Dazu zählen insbesondere:

– Zurverfügungstellen von weniger Zeit (z. B. bei der Visite für Gespräche).
– Versachlichen der Beziehung durch weitgehende Nutzung diagnostischer und operativer Maßnahmen sowie Pharmakotherapie.
– Infantilisieren durch diesbezügliche regressionsfördernde Maßnahmen, insbesondere Verharmlosen der Krebserkrankung, Mitteilen der Diagnose lediglich an die erwachsenen Kinder und Partner sowie die bekannte Angst vor der Dekompensation Älterer („denen kann man nichts mehr zumuten"; diese Älteren verfügen über jahrzehntelange Erfahrungen und blicken auf eine Lebens- und Leidensgeschichte zurück, die durch Krieg, Flucht, Arbeitslosigkeit etc. gekennzeichnet ist. Es handelt sich wohl mehr um die Angst der Jüngeren, selbst von Kummer, Verzweiflung und Bedrohungen überwältigt zu werden!).
– Idealisieren der Älteren mit der Aufforderung, „mannhaft" die Krankheit zu ertragen.

Spezifische Behandlungsprobleme bei älteren Krebskranken

Die sorgfältige Analyse meiner eigenen Übertragungen und der in den Behandlungen ständig zu beobachtenden Gefühle, Phantasien und auch Interaktionsformen hat mich als immer noch Jüngeren auf eine Reihe zusätzlicher Schwierigkeiten mit dieser Patientengruppe aufmerksam gemacht.

– Der jüngere Krebspatient erkrankt in einer Lebensphase, die ich als im mittleren Lebensalter Stehender bereits hinter mir habe; der/die ältere Krebspatient/in lebt in einem Abschnitt des Lebenszyklus, den ich noch vor mir habe. Entsprechend werden eigene Ängste vor einer möglichen Krebserkrankung mobilisiert. Dazu treten eigene Erinnerungen an ältere Familienangehörige, die an Krebs erkrankt und teilweise gestorben sind.

– Assoziationen über das höhere Lebensalter beinhalten auf jeden Fall die Assoziation der nur noch kurz zur Verfügung stehenden Lebenszeit, der Nutzlosigkeit dieses Abschnittes und des näherrückenden Lebensendes/Sterbens (auf das man sich aufgrund eines abendländischen Leitbildes entsprechend vorbereiten soll). Diese Assoziationen haben sowohl die Älteren selbst wie ihre familiäre Umwelt als auch die professionellen Behandler. Sind dazu noch die Älteren schwer oder multimorbid erkrankt, weisen mehrfache Verluste und Problemkumulationen auf, so ist die Verführung groß, daß in einem gemeinsamen unbewußten Bündnis eine psychosoziale oder therapeutische Hilfestellung für nicht angebracht, als überflüssig oder sogar schädigend angesehen wird mit der entsprechenden Konsequenz eben einer fehlenden Hilfe.

– Aufgrund der „umgekehrten" Übertragungskonstellation fällt es den jüngeren Behandlern außerordentlich schwer, Probleme, Konflikte und Verluste der Älteren (also ihrer alt gewordenen Eltern) zu sehen, anzusprechen und zu klären. Wie bereits in der Bibel zitiert: „Du sollst Deines Vaters und Deiner Mutter Blöße nicht aufdecken" (3. Buch Moses, 18,7). Der ödipale Blick in das Schlafzimmer der Eltern ist lebenslang verboten.

– Die Wiederbesetzung des Körperselbst verlangt einen erneuten (vielleicht erstmaligen) Zugang zu dem älter-werdenden Körper der alternden Frau ebenso wie zu den in diesem Körper unverändert lebenden zeitlosen libidinösen Bedürfnis. Aber gerade der alternde Körper entspricht dem Defizitmodell des Alterns, man schämt sich und wünscht, seinen Körper zu verhüllen.

– Schließlich erlaubt die Funktion des „Gesetzgebers und Richters" (mehr oder weniger unbewußt), Verhaltensnormen vorzugeben, wie die/der Ältere mit ihrer Krebserkrankung leben, auf sie reagieren und sie bewältigen sollen, d. h. sie „mannhaft", ohne zu klagen ertragen und ggf. auch „mannhaft" an ihr sterben. Gefühle, insbesondere Trauer, Verzweiflung und Hoffnungslosigkeit bleiben damit lediglich für Jüngere reserviert. Ältere mit nicht mehr gesehenen Entwicklungsmöglichkeiten haben dann keinen Anspruch auf weitere befriedigende Lebenszeit – ganz im Gegensatz zu den Jüngeren mit ihren nicht mehr lebbaren Möglichkeiten.

Vergessen wird dabei, daß die durchschnittliche Lebenserwartung (1977/79) für 50jährige Frauen 29,1 und für 50jährige Männer 24,0, für 60jährige Frauen immerhin noch 20,4 und für 60jährige Männer 16,2 Jahre betrug (Hinschützer u. Momber 1982), d. h. die Abschnitte jenseits des 50. und auch jenseits des 60. Lebensjahres umfassen einen großen Anteil der Lebensspanne des Erwachsenen. Zahlreiche (sozial)gerontologische Forschungen haben inzwischen die Vielfalt weiterer Entwicklungsmöglichkeiten Älterer belegt.

Neurotische Erkrankung und Krebserkrankung

Die 10 bei mir Behandlung suchenden 50- bis 70jährigen Patienten (1 Patient, 9 Patientinnen) litten entweder an einer neurotischen Erkrankung, die durch die Krebserkrankung aktiviert wurde, oder die Krebserkrankung trat – zumindest äußerlich – parallel zu einer neurotischen Erkrankung auf. Reaktivierte, bis in die Kindheit und Jugendzeit zurückzuverfolgende, aber lebenslang bisher ungelöste innerpsychische wie auch intra- und intergenerative Konflikte erweisen sich, psychodynamisch gesehen, als absolut zeitlos. Zeitlosigkeit gilt gerade als eines der charakteristischen Merkmale des Unbewußten und damit dessen, was wir psychoanalytischerseits unter dem Konstrukt des Es zusammenfassen. Diese Konflikte beziehen sich nicht nur, wie früher mehrfach beschrieben, auf Konflikte zwischen Ich- und Über-Ich, sondern auch eindeutig (nach meinem Eindruck sogar häufiger) auf Konflikte zwischen dem Ich und dem Es, wobei das Ich häufig auf die Hilfe des Über-Ich (introjizierte Normen und Idealaspekte als älterer Mensch) zurückgreift. Das Ich hat sich erneut im Lebenszyklus mit reaktivierten und intensiv andrängenden libidinösen und aggressiven Triebderivaten auseinanderzusetzen. Heftigste und intensivste Gefühle werden in der Übertragung wach, denen sowohl die Patienten als auch der Analytiker selbst zunächst hilflos gegen überstehen. Alle 9 Patientinnen, bei denen die Krebserkrankung kurz vor oder kurz nach Behandlungsbeginn diagnostiziert wurde, versuchten gerade, sich zu verselbständigen und sich aus unbefriedigenden und sie zerstörenden Partnerbeziehungen zu lösen und sich unter auffallenden Schuldgefühlen eine selbständig gestaltete Welt aufzubauen, ggf. auch neue Beziehungen zu suchen.

Die Verführung für den „Gesetzgeber und Richter" ist auffallend groß, beides zu verweigern und zu verurteilen. Libidinöse Strebungen älterer Frauen scheinen verwerflich, inadäquat, triebhaft, irritierend oder sogar peinlich. Die Analyse der Gegenübertragungsreaktion verdeutlicht gleichzeitig die hochambivalente ständige unbewußte Aufforderung dieser Patientinnen, ihnen ihre reaktivierten Triebimpulse endgültig für dieses Leben zu verbieten. Entsprechend können Trennungsabsichten und Verselbständigungswünsche – zumindest für diesen späten Lebensabschnitt – als unmoralisch, unpassend oder wenigstens ungewöhnlich angesehen werden, die doch jetzt (nach so vieljährigen) „ausreichenden" Beziehungen unnötig scheinen. Das Leitbild der „Matrone" oder der sich auf das Lebensende vorbereitenden „alten, gütigen Frau jenseits von Gut und Böse" umfaßt weder Emanzipation noch libidinöse Bedürfnisse.

Ich kann über die von mir durchgeführten Behandlungen noch keine abschließende Aussage machen; 5 der Patientinnen befinden sich noch innerhalb der Fünfjahresfrist; der Patient ist ein Jahr später an einem Prostatarezidiv gestorben. Dennoch habe ich den Eindruck, daß die Klärung der zeitlosen ungelösten Konflikte den Patientinnen dazu verholfen hat, sich mit der Krebserkrankung intensiv – frei von neurotischen Einschränkungen – auseinanderzusetzen und sich für den jetzigen Lebensabschnitt – möglicherweise zeitlich begrenzt – eine neue Lebensqualität zu schaffen.

Schlußfolgerungen

Die zu ziehenden Konsequenzen lauten: die professionell tätigen Jüngeren benötigen, um eine affektive Beziehung zu älteren Krebskranken aufzubauen und brauchbar therapeutisch zu gestalten, dauernde Hilfestellung durch Balint-Gruppenarbeit und Supervision, um dieser spezifischen Patientengruppe gerecht zu werden.

Notwendig dafür ist, daß die psychotherapeutisch tätigen Kollegen nicht nur über 50-/60jährige neurotisch/reaktiv Erkrankte behandeln, sondern auch ebenso ältere chronisch/schwer Kranke mit entsprechender pathologischer Trauerproblematik. Nur dann werden sie in der Lage sein, entsprechende Aufgaben bei Supervision, Fortbildung und für die Balint-Gruppenarbeit zu übernehmen.

Literatur

Blenkner M (1965) Social work and family relationships in later life with some thoughts on filial maturity. In: Shanas E, Streib G (ed) Social structure and the family: Generational relations. Prentice Hall, Englewood Cliffs NY

Deutsche Gesellschaft für Psychotherapie, Psychosomatik, Tiefenpsychologie (DGPPT) (1988) Praxisstudie zur psychotherapeutischen Versorgung. Hamburg

Dilling H (1981) Zur Notwendigkeit psychotherapeutischer Interventionen zwischen dem 50. und 80. Lebensjahr. (Vortrag Weltkongreß für Gerontologie, Hamburg)

Friedrich H (1989) Vortrag Psychosozialer Krebskongreß Heidelberg. 1989 (zit. nach Frankfurter Rundschau vom 11. 11. 1989)

Häfner H (1986) Psychische Gesundheit im Alter. Fischer, Stuttgart

Hinschützer U, Momber H (1982) Basisdaten über ältere Menschen in der Statistik der Bundesrepublik Deutschland. Deutsches Zentrum für Altersfragen, Berlin

Loch W (1974) Der Analytiker als Gesetzgeber und Lehrer. Legitime oder illegitime Rollen. Psyche (Stuttg) 28:431–460

Radebold H (1985) Die psychosomatische Sicht alternder Patienten. In: Uexküll T von, von Adler R et al. (Hrsg) Psychosomatische Medizin, 3. Aufl., München, S 1079–1105

Radebold H (1988) Warum behandeln wir als Psychoanalytiker keine Älteren? psychosozial 11:44–53

Radebold H (1989a) Psycho- und soziotherapeutische Behandlungsverfahren. In: Platt D, Oesterreich K (Hrsg) Handbuch der Gerontologie, Bd. 5: Neurologie, Psychiatrie. Fischer, Stuttgart, S 418–442

Radebold H (1989b) Psychotherapie. In: Kisker KP, Lauter H, Meyer JE, Müller C, Strömgren E (Hrsg) Psychiatrie der Gegenwart, 3. Aufl. Bd 8: Alterspsychiatrie. Springer, Berlin Heidelberg New York Tokyo, S 313–346

Radebold H, Bechtler H, Pina I (1973) Psychosoziale Arbeit mit älteren Menschen. Lambertus, Freiburg

Radebold H, Bechtler H, Pina I (1981) Therapeutische Arbeit mit älteren Menschen. Lambertus, Freiburg

Schultze-Jena H, Bruder J (1984) Hilfestellung für Familien mit alterskranken Angehörigen. In: Radebold H (Hrsg) Gerontopsychiatrie. Janssen, Düsseldorf, S 335–360

Sellschopp A (1989) Vortrag psychosozialer Krebskongreß Heidelberg 1989 (zit. nach Frankfurter Rundschau vom 11. 11. 1989)

Bemerkungen zur Psychologie von Mammakarzinomkranken

F. Meerwein

Das Mammakarzinom gehört zu den in psychosozialer Hinsicht am besten untersuchten von allen denkbaren Karzinomarten. Angesichts der hohen biologischen,
psychologischen und symbolischen Bedeutung, die der weiblichen Brust im Leben
der Menschen, sowohl der Männer als auch der Frauen, zukommt, ist dies bestimmt keine erstaunliche Tatsache. Die Vorstellung der Zerstörung des Guten
und des Schönen durch Krankheit und Tod ruft dringend nach Maßnahmen zu
dessen Verhinderung oder, wenn einmal eingetreten, zu dessen Rekonstruktion.
Seit Jahrzehnten werden deshalb mit großer Intensität weltweit dieselben Studien
zur psychosozialen Medizin des Mammakarzinoms, oft nur mit geringfügig veränderten Parametern, wiederholt. Sie gelten der Frage der „Verursachung" der
Krankheit durch „life-events", der Persönlichkeit der Mammakarzinomkranken,
der Compliance zur Behandlung, der Auswirkungen der Krankheit auf Ehe und
Familie, der Notwendigkeit psychotherapeutischer Unterstützung zur besseren
Rehabilitation, den Vorteilen von Tumorektomie und Aufbauplastik gegenüber
radikaler Mastektomie usw. Die Ergebnisse vieler dieser Studien sind oft schon
von vornherein bekannt, weil sie dem gesunden Menschenverstand entgegenkommen. So können Life events möglicherweise zur Krankheitsmanifestation beitragen. Ein solcher Beitrag ist aber nicht zwingend und v. a. nicht für das Mammakarzinom spezifisch. Bei Mammakarzinomkranken können masochistische Persönlichkeitsstrukturen und Schwierigkeiten in der Verarbeitung aggressiver Affekte nachgewiesen werden, aber auch dies wiederum nicht in zwingender und
nicht in für Mammakarzinom spezifische Weise. Der Streit zwischen der amerikanischen und der britischen Psychoonkologie, der gerade über dieser Frage
entbrannt ist, ist allerdings noch nicht abgeschlossen. Daß eine gute Compliance
zur Behandlung an die Durchführung sorgfältiger, patientenzentrierter Aufklärungsgespräche gebunden ist, hat sich mittlerweile auch herumgesprochen. Ferner erstaunt es auch nicht, zu hören, daß Ehen mammaamputierter Frauen postoperativ um so gestörter sind, je stärker sie bereits prämorbid in Unordnung
waren. Am ehesten überrascht vielleicht die Tatsache, daß nach Tumorektomie
und Aufbauplastik zwar die Lebensqualität gegenüber der Mastektomie leicht
verbessert, das psychologische Krankheitsgefühl jedoch nicht wesentlich beeinflußt wird, und daß durch psychotherapeutische Nachbehandlung zwar ebenfalls
die Lebensqualität verbessert, die Überlebenszeit aber nicht mit Sicherheit positiv
beeinflußt werden kann. Diesbezüglich sind jedenfalls nur Trends in Einzelfällen
nachweisbar. All das ist zur Genüge untersucht und immer wieder publiziert

worden. Ich möchte dies darum nicht einfach wiederholen, sondern auf 2 Phänomene hinweisen, deren Kenntnis, wie mir scheint, für die ärztliche Führung und Rehabilitation von Krebskranken von praktischer Bedeutung ist:

– auf die sog. *„subjektive Krankheitsphantasie"* und
– auf die Bedeutung des Karzinoms als symbolische Erscheinung böser innerer Feindbilder.

Die subjektive Krankheitsphantasie

Vor kurzem erhielt ich im Anschluß an eine Fernsehsendung, in welcher ich mich zur Psychoonkologie äußerte, von einer mir unbekannten Frau folgenden Brief:

Sehr geehrter Herr Doktor,
gestern hab ich mit großem Interesse die Sendung im Zeitspiegel verfolgt. Besonders die Frage, die X.Y. an Sie stellte: „Ob seelisches Leid die Krebskrankheit fördern kann." Aus eigener Erfahrung muß ich zu dieser Frage ja sagen.
Darf ich Ihnen mein Erlebnis schildern.
Ich bewirtschafte mit meinem ebenfalls unverheirateten Bruder und meiner betagten Mutter einen kleinen Bergbauernbetrieb. Ein nicht sehr aufregendes hartes Leben. Bis ich vor etwa 4 Jahren einen Mann kennenlernte. Plötzlich waren meine Träume vom Leben Wirklichkeit geworden. Ich war nicht mehr allein, und das wichtigste, ich fühlte mich nicht mehr so einsam. Alle Probleme, meine Mutter mit ihren Hirnschlägen, der Bruder mit Alkoholproblemen, die harte Arbeit, alles war nur noch halb so schlimm. Ich hatte jemanden, der mich tröstete und mich mal in die Arme nahm. Ich war verliebt und wurde wiedergeliebt. Diese herrliche Zeit dauerte 3 Jahre.
Aber meine freie Zeit war sehr spärlich. Und es kam, wie es kommen mußte. Eines Tages fand dieser Mann eine Frau, die frei war und auch die Möglichkeit hatte zu heiraten. Ich möchte diesem Mann keinen Vorwurf machen. Aber der Schmerz war unbeschreiblich, und ich war so traurig. Und vor allem hatte ich so eine innerliche Wut auf unseren Bauernhof, der es mir unmöglich machte, ein normales Leben zu führen.
Von dieser Zeit an begann mein kleiner Knoten auf der Brust zu wachsen. Ich hatte ihn schon längere Zeit. Aber Arzt und Mammographie bezeichneten ihn als harmlos. Erst nach dem Heuet ging ich wieder zum Arzt. Dann ging alles schnell. Brustamputation, Chemotherapie usw. Ich hab' alles gut hinter mich gebracht. Es geht mir gesundheitlich gut. Nur die innere Wut und die Einsamkeit überfallen mich manchmal wieder.
Entschuldigen Sie bitte, meine Geschichte ist etwas lang geworden. Und Ihre freie Zeit ist sicher auch spärlich.
Freundliche Grüße

Was diese Frau in diesem Brief äußert, ist das, was wir unter *subjektiver Krankheitsphantasie* verstehen. In dem Brief ist diese Phantasie in besonders anschaulicher, schlichter und für viele Mammakarzinomkranke typischer Weise dargestellt. Diese Patientin bringt offensichtlich ihre Krankheit mit einem ‚Life-event‘, einem folgenschweren Liebesverlust, einer emotionalen Verfassung, hier dem Gefühl des ungelebten Frauenlebens, und mit einer Schwierigkeit der Trennung und der Verarbeitung aggressiver Affekte (keine Wut auf den ungetreuen Liebhaber, jedoch eine solche auf den Bauernhof – Mutter? –) in Zusammenhang. Dabei ist es für den ärztlichen Umgang mit dieser Frau unerheblich, ob diese subjektive Wahrheit auch einer objektiven, wissenschaftlichen Wahrheit entspricht oder nicht, ob es also stimmt, daß sie aus diesen Gründen krank geworden ist oder

nicht. Sich hierüber mit der Patientin in einen Streit einzulassen und ihr diese
Gedanken ausreden zu wollen, wäre wohl ein ebensogroßer Fehler wie derjenige,
ihr solche Gedanken einreden zu wollen, wenn sie sie nicht selber äußert. Viele
Mammakarzinomkranke machen sich solche Gedanken. Diese können jedoch
nur dann ins Gespräch kommen, wenn der gesprächsführende Arzt dies ermöglicht, etwa durch die einfache Frage: „Warum glauben Sie, daß Sie krank geworden sind?" – Die darauf gegebenen Antworten entsprechen oft der „*subjektiven
Krankheitsphantasie*", welche ihrerseits wieder Hinweise auf die Möglichkeit zur
psychologischen Rehabilitierung der Kranken enthalten kann. Im Falle unserer
Bergbäuerin wäre die Behandlung von Resignation und Depression sowie ein
klärendes Gespräch über die aggressive Auflehnung der Frau gegenüber ihrer
Mutter und ihrem Bruder, von welchen sie sich nicht trennen konnte und welchen
sie sich völlig unterworfen hatte, dringend notwendig.

Das Karzinom als symbolische Erscheinung böser innerer Feindbilder

Das zweite Phänomen ist vielen vielleicht weniger gut verständlich. Dies ist wohl
darum der Fall, weil dieses Phänomen meist nur unbewußt oder indirekt in
Erscheinung tritt und auf direktes Befragen der Patientinnen, anders als bei der
subjektiven Krankheitsphantasie, meist sogar geleugnet wird, jedenfalls nicht
immer nachweisbar ist. Es geht dabei um die Frage, inwiefern der Tumor, das
Karzinom, im innerseelischen „Haushalt" die Funktion des Erscheinungsbildes
negativer Aspekte bedeutungsvoller Menschen der Patientin, also der sog. „sig-
nificant others" annehmen und dadurch in gewisser Weise einen „Sinn" für die
Patientin erhalten kann. Ich möchte auch das an einem eindrücklichen Beispiel
erläutern.

Helen Webster war eine amerikanische Dichterin, welche ihre Mutter mit 1½
Jahren wegen eines Mammakarzinoms verloren hatten. Wenige Jahre später er-
trank ihre ältere Schwester, an welche sie sich nach dem Tod der Mutter besonders
angeschlossen hatte. Es passierte beim Baden in Nantucket Sound an der Küste
von New England. Mit 28 Jahren entwickelte Helen Webster selber ein Mammakarzinom, was sie veranlaßte, ihr Leben umzustrukturieren und Künstlerin,
Dichterin und Tiefseetaucherin (!) zu werden. Sie überlebte ihre Krankheit einige
Jahre, um schließlich aber ebenfalls daran zugrunde zu gehen. Auf ihrem Sterbe-
bett verfaßte sie neben anderen folgendes Gedicht (Webster 1980):

Child	*Kind*
Momma wants me	Mutter will mich
dead, drowned	tot, ertrunken
like the kitten	wie das Kätzlein
in a bucket	das man im Eimer
held down	unters Wasser drückt
with sticks	mit Stäben.
bloated	Aufgedunsen
like my sister	wie meine Schwester

Child	*Kind*
the smart one	die Kluge
the pretty one	die Hübsche
the good one	die Gute
who slipped	welche runterfiel
off a sailboat	von einem Segelboot
in the sound	in der Bucht
floated in	und zurückgeschwemmt wurde
twenty-one days	21 Tage
later.	später.
Some days	Manchmal
I oblige her –	tue ich ihr den Gefallen
stop my ears	verstopfe meine Ohren
with mud	mit Dreck
fill my mouth	fülle meinen Mund
with stones	mit Steinen
plug my nose	versperre meine Nase
with clay	mit Lehm
block my eyes	blende meine Augen
with leaves	mit Blättern
bind my body	feßle meinen Körper
with rags.	mit Lumpen
Then wait	und warte dann
cocooned.	wie in einem Kokon.

So schildert also unter dem Titel „Child" eine Mammakarzinomkranke ihr inneres, negatives Mutterbild, das Bild einer ebenfalls an einem Mammakarzinom erkrankten Frau, von welcher sie im Alter von 1½ Jahren verlassen wurde. Kleinkinder können den Tod der Mutter fast immer nur als ein bösartiges Verlassenwerden durch diese erleben, und oft setzen sich solche Vorstellungen später im Unbewußten, auch wenn sie in rationaler Weise korrigiert werden, weiter fort. Im Falle von Helen Webster gilt die Mutter ja auch als die „Übermittlerin" der bösartigen Krankheit und damit des Todes. Auch wenn eine solche Vorstellung rational korrigiert werden kann, so reicht diese Korrektur ebenfalls oft nicht bis in die entscheidenen Tiefen des Seelenlebens. Der ja oft in der Anamnese Krebskranker auffindbare folgenschwere zweite Verlust einer Person, welche zunächst den Verlust der ersten zu kompensieren vermochte, also der Verlust der älteren Schwester, welche die Patientin als Tiefseetaucherin vielleicht wiederzufinden hoffte, hat das Gefühl der Feindlichkeit ihres Schicksals bei dieser Frau zweifellos noch verstärkt. Ich stelle hier also die Hypothese auf, daß das Karzinom dieser Patientin ihr negatives Mutterbild innerlich symbolisiert. Über die Pathogenese des Karzinoms der Patientin sage ich dadurch selbstverständlich überhaupt nichts aus. Symbole, in welcher Form sie auch immer auftreten, sind ja nie verursachende, wohl aber sinnstiftende psychische Phänomene. Ich weiß nicht, wie befremdlich Ihnen eine solche Hypothese erscheint. Sie wird Ihnen aber vielleicht etwas zugänglicher, wenn Sie im zitierten Gedicht das Wort „Momma" durch „Cancer" ersetzen. Dann wird deutlich, daß die Dichterin, zur Zeit des Dichtens schwer krebskrank, in diesen Versen ihr inneres Krankheitserleben schildert, dem sie schließlich erlag.

Daß der Körper, einzelne Körperteile oder Organe Symbolbedeutung für den Menschen erlangen können, ist bekannt. So können das Auge „inneres Licht", der dicke Bauch „gierige Gefräßigkeit", das Herz „Liebesgefühle" oder der Penis „Macht und Vollkommenheit" symbolisieren. Weniger bekannt ist, daß auch Krankheitsprozesse mit solchen Symbolisierungen versehen werden können. Der oft unbewußte Ablauf solcher seelischer Vorgänge stellt ein Hindernis zu ihrem Bekanntwerden dar. Man kann sie deshalb nicht wie die subjektive Krankheitsphantasie direkt erfragen, sondern sie müssen sich, wie viele unbewußte Prozesse, im Laufe des Gesprächs zwischen den Zeilen Gehör verschaffen oder in Träumen und Phantasien in Erscheinung treten. Der geübte, mit dem „dritten" Ohr hörende Gesprächsführer wird sie aber unschwer erkennen. Meist sind die Patientinnen dem Arzt – und es sind ihrer ziemlich viele, die unter solchen unbewußten Vorstellungen leiden – dankbar, wenn die Möglichkeit, im Krankheitserleben auch solche Aspekte zu berücksichtigen, nicht von vornherein ausgeschlossen wird. Wir müssen uns als Ärzte daran gewöhnen, daß es für unsere Kranken auch irrationale Wahrheiten gibt, die wir respektieren müssen.

Literatur

Webster H (1980) Bulletins for a war. Word Works, Washington D.C.

(Psycho)therapeutische Möglichkeiten der Versorgung

Möglichkeiten und Grenzen internistischer Behandlung Krebskranker

B. Emmerich

Dank der Fortschritte in der Frühdiagnostik, der Operations- und Bestrahlungstechnik, der Entwicklung neuer Zytostatika und wirksamer Supportivmaßnahmen können heute 60% der Krebspatienten auf Heilung hoffen (Cancer 1988). Bei dieser Erfolgsbilanz darf allerdings nicht vergessen werden, daß Heilung oft nur durch äußerst eingreifende Behandlungsformen erreicht wird. Krebs bedeutet somit auch heute eine existentielle Bedrohung und erzeugt daher regelmäßig Angst vor qualvollem Leid, Isolation und frühem Tod.

In Abhängigkeit von Art und Ausdehnung der Tumorerkrankung werden chirurgische, radiotherapeutische oder medikamentöse Therapieverfahren allein oder in Kombination eingesetzt. Lokalisierte Tumorerkrankungen sind die Domäne der Operation und der Radiotherapie. In fortgeschrittenen Tumorstadien können dagegen Heilungen nur durch eine Systemtherapie, die evtl. mit lokal wirksamen Therapieverfahren kombiniert wird, erreicht werden.

Indikation zur internistischen Tumorbehandlung

Die internistische Tumorbehandlung ist eine Systemtherapie. Zum Einsatz kommen Zytostatika und Hormone. Die Indikation zu dieser Therapie wird durch Faktoren beeinflußt, die sich auf den Tumor und auf die individuelle Situation des Patienten beziehen. Faktoren von seiten des Tumors sind die histologische Klassifikation, die statistische Sensibilität gegenüber Zytostatika, die Ausdehnung der Erkrankung, die Wachstumsgeschwindigkeit und andere zelluläre Eigenschaften, z.B. Ausprägung von Hormonrezeptoren. Nach Histologie und Ausdehnung kann man 4 Gruppen von Tumorerkrankungen unterscheiden:

1) Tumorerkrankungen, die durch eine zytostatische Chemotherapie potentiell heilbar sind (10–12% aller menschlichen Neoplasien).
2) Tumorerkrankungen, die durch eine zytostatische Chemo- oder Hormontherapie günstig zu beeinflussen sind, d.h., bei denen gute Remissionen und ein Überlebensgewinn zu erzielen sind (ca. 40% aller menschlichen Neoplasien).
3) Malignome, bei denen durch eine zytostatische Chemotherapie der Verlauf der Erkrankung nur kurzfristig zu beeinflussen ist (Remissionen ohne wesentliche Verlängerung der Überlebenszeit) (ca. 30% aller menschlichen Neoplasien).

4) Krebsarten, die gegenüber den z. Z. zur Verfügung stehenden Chemotherapeutika nicht empfindlich sind (ca. 20 % aller menschlichen Neoplasien) (Brunner u. Nagel 1985).

Die 1. und 2. Gruppe sind mit der Angabe über den zu erwartenden Therapieerfolg in Tabelle 1 und 2 aufgelistet.

Die Indikation und Art der Systemtherapie wird aber auch durch die individuelle Situation des erkrankten Patienten bestimmt. Zu berücksichtigende Faktoren sind dabei die Therapiebedürftigkeit (Beschwerden, Leidensdruck), der Allgemeinzustand, das Alter des Patienten, andere Begleiterkrankungen (Organfunktion) und die Bereitschaft und Fähigkeit zur Kooperation. Letztere werden vorwiegend durch psychosoziale Faktoren beeinflußt.

Tabelle 1. Durch zytostatische Chemotherapie potentiell heilbare Tumorerkrankungen

Tumortyp	Überlebensrate nach 5 und mehr Jahren [%]
Metastasierendes Chorionkarzinom (Frau)	80
Metastasierende Hodentumoren	70
Akute lymphatische Leukämie (<20 Jahre)	60
M. Hodgkin (Stadium III–IV)	30–50
Hochmaligne Non-Hodgkin-Lymphome	30
Akute myeloische Leukämie	10–20
Kleinzelliges Bronchialkarzinom („limited disease")	10–20

Tabelle 2. Durch zytostatische Chemo(hormon)therapie günstig zu beeinflussende Tumorerkrankungen

Tumortyp	Voll- und Teilremissionsrate [%]	Mittlere Überlebenszeit bei Remission [Jahre]
Chronische Leukämie (CML; CLL)	90–100	3–5[a]
Prostatakarzinom	70– 80	2–3
Multiples Myelom	60– 70	2–3[b]
Mammakarzinom	60– 70	2[b]
Embryonale Tumoren des Kindesalters ohne Wilms-Tumor	60– 70	1–2[b]
Ovarialkarzinom FIGO III–IV	60– 70	1–2[b]
Endometriumkarzinom	50	1–2
Sarkome des Stützgewebes	50	1–2[b]
Plattenepithelkarzinom des HNO-Bereichs	50	1–2[b]
Medulloblastom	40– 50	1–2[b]

[a] CML: potentiell heilbar durch allogene Knochenmarktransplantation.
    CLL: Überlebenszeit abhängig von klinischem Stadium.
[b] Vereinzelt Heilung möglich.

Tumorzellreduktion als therapeutisches Prinzip

Prinzip und Problematik der internistischen Tumortherapie soll am Beispiel der akuten Leukämie erläutert werden. Bei Patienten mit manifester akuter Leukämie kann davon ausgegangen werden, daß ca. 10^{12} Tumorzellen, d. h. ca. 1 kg Tumorgewebe, vorliegen. Durch eine zytostatische Chemotherapie wird zunächst versucht, diese Tumormasse um 3 Zehnerpotenzen, d. h. auf 10^9 Tumorzellen bzw. 1 g Tumorgewebe zu reduzieren (Skipper et al. 1964). Dies ist die Tumorzellmasse, die mit klinischen Methoden, sprich mit bildgebenden Verfahren oder zytologischer Untersuchung gerade noch bzw. gerade nicht mehr erkannt werden kann. Das Verschwinden aller meßbaren Tumorparameter wird als komplette Remission bezeichnet. Sie ist das Ziel der Induktionspolychemotherapie. Bei akuten Leukämien kann heute durch eine solche Induktionstherapie bei 60–80 % der Patienten eine komplette Remission erreicht werden. Unbehandelt sterben Patienten mit akuter Leukämie innerhalb von 3 Monaten an den Folgen der Knochenmarkinsuffizienz. Diese akute Gefahr ist bei Erreichen einer kompletten Remission zunächst einmal gebannt. Der Patient fühlt sich häufig wieder völlig gesund. Um so schwieriger ist es nun für ihn zu verstehen, daß eine weitere zytostatische Therapie in Form einer Konsolidierungstherapie und/oder Erhaltungstherapie oder sogar einer allogenen Knochenmarktransplantation notwendig ist. Denn nur durch eine weitere zytoreduktive Therapie können die noch im Körper vorhandenen restlichen Tumorzellen, die mit konventionellen Methoden nicht zu erkennen sind, weiter reduziert und eliminiert werden. Verzichtet man nach Erreichen einer kompletten Remission auf eine weitere zytostatische Therapie, entwickelt sich mit hoher Wahrscheinlichkeit ein Rezidiv. Die besondere Schwierigkeit in dieser Phase der zytostatischen Therapie besteht nun darin, daß die weitere Tumorzellreduktion nicht zu messen und somit die Effektivität der Therapie nicht unmittelbar überprüfbar ist. Durch Amplifikation tumorspezifischer Genabschnitte kann heute bei einigen Leukämien und Lymphomen die Tumorzellreduktion auch in der Phase der kompletten Remission weiter verfolgt werden (Bell 1989). Es ist zu hoffen, daß durch diese neuen molekularbiologischen diagnostischen Verfahren die Konsolidierungs- und Erhaltungstherapie bei akuten Leukämien und Lymphomen, vielleicht aber auch die adjuvante Chemotherapie beim Mammakarzinom auf das individuell notwendige Maß beschränkt werden kann.

Neben den Befunden, mit denen das Ausmaß der Tumorzellreduktion, d. h. die Qualität der Remission bestimmt werden kann, gehören die Dauer der Remission und die Überlebenszeit zu den wichtigen Daten, an denen der Wert einer Tumortherapie objektiv gemessen werden kann. Wegen der erheblichen Toxizität der Tumortherapie werden darüber hinaus zunehmend sog. subjektive Erfolgsparameter, d. h. Befunde, mit denen die Lebensqualität erfaßt werden kann, zur Beurteilung der Tumortherapie herangezogen. Dieser Gesichtspunkt, die Lebensqualität des Tumorpatienten mit in die Beurteilung der Tumortherapie einzubeziehen, ist neu und wird bisher nicht allgemein praktiziert. Dies liegt z. T. daran, daß die Verfahren, mit denen die Lebensqualität gemessen wird, noch nicht ausreichend gut entwickelt sind. So zeigte eine kürzlich veröffentlichte kritische Prüfung, daß nur wenige der bisher verwendeten Verfahren alle zu berücksichtigenden Lebensbereiche erfassen und daß so ihre Zuverlässigkeit und Validität noch nicht als optimal angesehen werden kann (Donavan et al. 1989).

Toxizität der zytoreduktiven Therapie

Überlebenszeit und Lebensqualität des Patienten können durch die Toxizität der zytostatischen Chemotherapie negativ beeinflußt werden. Zu den kurz- und mittelfristigen Nebenwirkungen der Zytostatika s. Tabelle 3. Die Spätfolgen der Chemotherapie sind folgende:

- Fertilitätsstörungen/Teratogenität,
- Wachstumsstörungen und Organveränderungen,
- Zahnschäden
- ZNS-Schäden (Leukenzephalopathie),
- Kardiomyopathie,
- Lungenveränderungen,
- Störung der zellulären und humoralen Immunität,
- Zweitmalignome (AML, NHL, Blasenkarzinome),
- psychische Spätfolgen.

Die Rate der therapiebedingten Todesfälle liegt z. B. bei den akuten Leukämien während der Induktionstherapie bei 10 %, bei der Knochenmarktransplantation in Remission z. T. wesentlich höher. Die Liste der Spätfolgen macht deutlich, daß die Lebensqualität der Patienten nach erfolgreicher Chemotherapie durch eine Fülle von somatischen, aber auch psychischen Schäden beeinträchtigt werden kann (Löscher et al. 1989; Welch-McCaffrey et al. 1989). Es ist daher verständlich, daß alles versucht werden muß, die Intensität der zytostatischen Therapie auf das für den Einzelfall notwendige Maß zu reduzieren.

Anpassung der Therapieintensität durch Stratifizierung nach Risikofaktoren und prädiktiven Responseparametern

Angesichts dieser Situation wurde in den letzten Jahren versucht, bei den Tumorerkrankungen, die potentiell heilbar sind, die Therapieintensität durch Stratifizierung nach Risiko- und Responseparametern zu verringern. So lernte man, daß kurze hochdosierte Therapiezyklen mit Erholungspausen einer Dauertherapie

Tabelle 3. Kurz- und mittelfristige Nebenwirkungen der Zytostatika

Knochenmarkdepression	Neurotoxizität
Mukositis	Nephrotoxizität
Durchfälle	Zystitis
Inappetenz, Nausea und Erbrechen	Hepatotoxizität
Haarverlust	Pneumopathien
Kutane Nebenwirkungen	Kardiotoxizität
Fieberallergische Reaktionen	Vaskuläre Komplikationen

vorzuziehen sind. Beim M. Hodgkin wurde auf eine Erhaltungstherapie verzichtet. Eine kombinierte Chemo- und Radiotherapie, die v. a. mit dem Risiko für Zweitneoplasien behaftet ist, wird heute bei der Lymphogranulomatose nur noch bei Risikopatienten eingesetzt. Statt einer totalen Lymphknotenbestrahlung wird nur eine „Involved-field"-Bestrahlung durchgeführt. Auch bei der akuten Leukämie und den nicht seminomatösen Hodenkarzinomen konnte bei bestimmten prognostischen Subgruppen erfolgreich die Therapieintensität reduziert werden. Prädiktive Ansprechparameter gewinnen weiterhin an Bedeutung bei Tumorerkrankung mit geringer Chemotherapiesensibilität. Sie ermöglichen es, unter den Patienten diejenigen herauszufinden, denen durch eine zytotoxische Chemotherapie wirklich zu helfen ist.

Tumordiagnose und Therapie aus der Sicht des Patienten

Es ist verständlich, daß Diagnose und Behandlung der Tumorerkrankung für den Betroffenen mit Angst verbunden sind. Diese Angst bezieht sich auf den Tod, auf ein langes qualvolles Siechtum und auf den Verlust sozialer Bindungen. Infolge der Ungewißheit über die Prognose wird dem Patienten die Angst auch nach Abschluß der Primärtherapie während der weiterhin notwendigen Nachsorge nicht genommen. Der onkologisch tätige Arzt kann dieser Angst nur mit Wahrhaftigkeit begegnen. Hilfreich bei der Bewältigung der Angst ist ein Therapieplan, der mit dem Patienten und seinen Angehörigen abgestimmt sein muß. Dieser muß begründete Hoffnung auf Besserung des Leidens anbieten. Darüber hinaus benötigen die Tumorpatienten vielfältige Hilfen im psychosozialen Bereich. Wie tiefgreifend die Person des Krebskranken durch Diagnostik und Behandlung beeinflußt wird, mögen abschließend die folgenden Zitate aus dem Tagebuch eines Leukämiekranken verdeutlichen:

Ich selbst habe keinen Ein- und Überblick in die Krankheit. Ich kann nur warten und gehorchen. Es ist ja auch noch nicht so sicher, daß ich überhaupt überleben werde. Es ist nur wahrscheinlich, weil die Therapie helfen müßte, doch niemand kann Genaues sagen. Jetzt muß ich es wirklich klarstellen: Leukämie ist eine ernstzunehmende Krankheit . . .
    Ich trage keine Schuld, also auch keine Verantwortung. Aber ist das meiner Lage gegenüber von Vorteil? Ohne Zweifel ist Tatsache, daß ich hier eingesperrt bin; ich bin der Narr eines sonderbaren Schicksals. Aber ist es gut? Wäre es besser, ich könnte etwas bereuen, eine Schuld oder irgend etwas? So muß mir meine Lage ja sinnlos erscheinen. So muß ja die bekannt dümmliche Frage heraufklettern: Warum ich? Aber ist das eine Frage? Ich kann nicht umhin zu entgegnen: Warum nicht ich? Das läßt sich immer behaupten, wirklich immer. Doch gerade gegenüber dem Schicksal erfährt diese Gegenfrage einen tieferen Sinn. Es wird da zu einer Prüfung . . .
    „Ich weiß mehr vom Leben, weil ich oft nahe daran war, es zu verlieren." – Gilt dieser feine Nietzsche-Satz auch für mich und meine Situation hier? (Schreiben ist anstrengend. Ich schwitze mehr als nötig.) Bin ich jetzt am sogenannten Rand des Lebens? Mir klingt das lächerlich, ich sehe dabei keinen Bezug zu mir . . .
    Was ist selbstverständlicher: Leben oder Tod? Was ist normal? Etwa Sterben, als Zwischenform, deren Randpunkte Leben und Tod nur Ideen sind? Im Sterben liegt auch etwas Aufbauendes, Heroisches, etwas die Vergangenheit – sei sie, wie sie war – Lobendes . . .
    Wähnte ich nicht, es wäre mein Unvermögen zur Demut, das mir den Glauben zu Gott verschließt? Ich Narr, was übe ich denn gegen mein Schicksal jetzt, wenn nicht Demut? Und das ist echte, geduldige Demut, denn ich murre nicht und trage diese Prüfung als selbstver-

ständlich. Könnte dies endlich die Wende sein? Aber mein Geist will sich nicht beugen, oder irre ich auch hier? Bin ich etwa zu voll der Demut, um sie noch zu erkennen? ...

Mein Leben wird nach dieser Krankheit anders sein. Es ist bemerkenswert, daß ich schon Ostern einer Bekannten angedeutet hatte, ich hätte das Gefühl, ich würde durch die Krankheit erwachsen. Aber damals wußte ich noch nicht, was mir fehlte. Ich konnte keine Ahnung von Leukämie haben, es war nur etwas allgemein Unfaßbares in mir. Langsam zeichnet sich auch ab, in welche Richtung ich mich ändern werde, in Richtung Welt. Ich werde nicht sogleich alles sogenannte Leben aufsaugen, dazu bin ich nicht Genießer genug und zu kritisch. Aber ich werde mich öffnen, mehr tun, arbeiten, abwarten und alles neugierig auf mich zukommen lassen ...

Literatur

Bell J (1989) The polymerase chain reaction. Immunol Today 10:351–355

Brunner KW, Nagel GA (1985) Internistische Krebstherapie. Springer, Berlin Heidelberg New York Tokyo

Cancer (1988) Facts and figures. American Cancer Society, Philadelphia

Donavan K, Sanson-Fisher RW, Redman S (1989) Measuring quality of life in cancer patients. J Clin Oncol 7:959–968

Loescher LJ, Welch-McCaffrey D, Leigh SA, Hoffman B, Meysken FL (1989) Surviving adult cancers, part 1: Physiologic effects. Ann Int Med 111:411–432

Skipper HE, Schabel FM, Wilcox WS (1964) Experimental evaluation of potential anticancer agents. XII. On the criteria and kinetics associated with "curability" of experimental leukemia. Cancer Chemother Rep 55:1–111

Welch-McCaffrey D, Hoffman B, Leigh SA, Loescher LJ, Meysken FL (1989) Surviving adult cancers, part 2: Psychosocial implications. Ann Int Med 111:517–524

Krebstherapie in der Allgemeinpraxis

G. Dudek

Bei der Übernahme des Themas fiel mir die Standortbestimmung etwas schwer. Einerseits ersah ich aus den Themen der anderen Beiträge, daß ich mit all meinen Erkenntnissen nur Eulen nach Athen tragen würde, andererseits fragte ich mich, als wessen Sprachrohr, für wen in dieser inhomogenen Gruppe der niedergelassenen Kollegen ich eigentlich sprechen könnte. Es blieb mir nichts anderes übrig, als von meinen Erfahrungen auszugehen: Ich bin hausärztlich tätiger Internist mit der Zusatzausbildung Psychoanalyse; beide Bereiche habe ich in meine Praxis zu integrieren versucht – seit 1983 zuerst allein, seit Oktober 1989 in Gemeinschaftspraxis mit einem in gleicher Weise interessierten und ausgebildeten Kollegen. Das heißt, wir betreiben eine ganz normale „Wald-Feld-und-Wiesen"-organische Praxis und ziehen uns jeweils halbtags „hinter die Couch" zurück.

Ich möchte nun auf die Schlüsselrolle des Niedergelassenen hinweisen, der wie kein anderer im gesamten sozialen Feld des Patienten steht, den Patienten von Anfang an begleitet und oft genug die Diagnose „Krebsleiden" selbst durch seine Untersuchungen in Gang setzt.

Er steht im Zentrum einer Vielzahl von Beziehungen. Er soll der Vermittler wissenschaftlicher Erkenntnisse an den Patienten sein. Diagnosen, darauf gegründete Therapievorschläge dem Patienten, seinen Angehörigen, vermitteln, „verdeutschen". Er veranlaßt bei Kollegen spezifische Facharztbefunde, steht als Vermittler zwischen Klinik und Patient, zwischen Patient und dessen Angehörigen. Daraus resultiert ein mehrdimensionaler sozialer Raum seiner Tätigkeit um den darin befindlichen an „Krebs" erkrankten Patienten.

Wird die Diagnose außerhalb der hausärztlichen Beziehung, z. B. durch Kollegen anderer Fachrichtung, durch Kliniken gestellt, suchen Patienten – ungestörte Compliance vorausgesetzt –, bevor sie sich auf eine vorgeschlagene Therapie einlassen, Rat und Bestätigung von dritten, von ihrem Hausarzt. Hier sei kurz auf die immense Wichtigkeit gegenseitiger ärztlicher Information hingewiesen, um nicht beim Patienten plötzlich gegensätzliche Vorstellungen realisieren zu wollen.

Eine weitere soziale Dimension, die nicht verschwiegen werden soll, sind die vielen verwaltungstechnischen Vorgänge, welche die Therapie ermöglichen sollen. Hierbei verursacht der Arzt Kosten, die vor der Gesellschaft, im Bereich der ambulanten ärztlichen Tätigkeit vor der Krankenversicherung vertreten werden müssen und die der Kassenarzt auch finanziell mit seinem, im Gegensatz zum angestellten Kollegen, eigenen unternehmerischen Risiko zu tragen hat.

Die hausärztliche Tätigkeit bezüglich der Krebstherapie soll anhand dreier Thesen umrissen werden. Zugleich soll das Spezifische der hausärztlichen Tätigkeit aufgezeigt werden.

1) Krebs ist eine Krankheit im sozialen Raum.
2) Krankheit und Behandlung weisen in diesem Raum Gesetzmäßigkeiten, Stadien auf, wie sie Kübler-Ross 1973 in ihren *Interviews mit Sterbenden* beschrieben hat.
3) Die Therapie ist dann menschlich sinnvoll, wenn sie sich an diesen Phasen orientiert.

Die Therapie, die sich an den Bedürfnissen des Patienten orientiert, wenn sie menschlich bleiben soll, muß sich zunächst an der Art des Tumors ausrichten. Weitere Kriterien der Therapie sind das Tumorstadium und die daraus resultierende Prognose. Meine Forderung ist jedoch, zusätzlich die Diagnose auf weitere, insbesondere soziale Räume auszudehnen.

Hier meine ich das Stadium der seelischen Bearbeitung der Krebsdiagnose durch den Patienten, das Stadium der Bearbeitung im sozialen Gefüge des Patienten. Ich möchte diese Art der Diagnose im folgenden – versuchsweise – „prozessuale – den Prozeß betreffende – Diagnose" nennen.

Die zweite Arbeitsthese bezieht sich auf die spezifischen Phasen der innerseelischen Bearbeitung des Krebsschicksals, in ihr ist die erste These immanent.

Alles menschliche Erleben, das in irgendeiner Form mit Trennung zu tun hat, läuft in diesen von Kübler-Ross beschriebenen Phasen ab. (Es scheint mir grundsätzlich eine gesamtbiologische Gesetzmäßigkeit zu sein. – Amöben, die auf ein Hindernis stoßen, verhalten sich in eben diesen Schritten.)

Damit der Hausarzt den Patienten sinnvoll begleiten und therapieren kann, muß er die einzelnen Phasen erkennen und entsprechend reagieren. Sie verlangen vom Arzt während der Behandlung den Phasen analoge, spezifische Einstellungen, die die Therapie dann menschlich und dann erfolgreich machen.

Meine Forderung ist: Der Hausarzt soll diese Phasen bewußt – in der Verantwortung der prozessualen Diagnose – mitmachen. Er muß also wissen, in welcher Phase 1) der Patient, 2) der maligne Prozeß und 3) die soziale Umgebung, z. B. die Partner, die Familie, stehen.

Diese Phasen, die ich den Hausarzt betreffend auf 3 kürzen möchte, sind:

– die Phase des Nicht-wahr-haben-Wollens,
– die Phase der Auflehnung,
– die Phase der Depression, später der Zustimmung des Patienten in sein Leid, sein Schicksal, sein Leben, seinen Tod.

Die Hausarzttätigkeit in der ersten Phase besteht ja darin, in der Vielzahl der – oft anödenden – Routinebefunde (Diabetes, Hypertonus, Virusinfekte, adyname Erschöpfungssyndrome, Arbeitsplatz- und Partnerkonflikte, usw.) den Punkt zu fassen, wo der maligne Prozeß beginnt. Die Schwierigkeit liegt eben in diesem Nicht-wahr-haben-Wollen. Zumal auch der Patient, der gesund sein möchte, es unbewußt darauf anlegen wird, das qualitativ andere an seinen Symptomen, das ihn ja zum Arzt führt und das sich ja oft genug nur als harmlose Befindlichkeitsstörung äußert zu verleugnen. Er wird fatalerweise auch erleichtert sein, wenn der

Arzt das Beschwerdebild fälschlich als unbedeutend einstuft, wenn also sein „Ablenkungsmanöver" gelungen ist.

Hier haben wir es mit massiven, teils unbewußten, Verleugnungsbestrebungen zu tun. In diese Phase des Nicht-wahr-haben-Wollens des Patienten ordne ich den hausärztlichen Gegenkampf – der Routine Herr zu werden – ein. Hier hat auch die gesetzlich verankerte Krebsvorsorge ihren Platz.

Die Rolle des Hausarztes in der Phase nach der Diagnosestellung, in der Phase der Kränkung des Patienten, seiner Wut, seiner Enttäuschung, der Auflehnung möchte ich so umreißen:

Ihr ist ein „therapeutisch notwendiges Mitagieren" analog. Der Auflehnung des Patienten entspricht auf der hausärztlichen Seite der Versuch, die Krankheit zu eliminieren.

Dazu gehören: Rigoroses – aus ärztlicher Sicht – Aufklären des pathologischen Befundes, das sog. Tumorstaging. Ihm parallel muß die phasengerechte Aufklärung des Patienten gehen, wobei hier sicherlich die eingeschätzte Prognose für den Patienten von Wichtigkeit ist. Von ihr wird die Mitarbeit des Patienten wesentlich abhängen, und zu diesem Zeitpunkt ist die Diagnose des Stadiums der Bearbeitung der Krebserkrankung im Patienten wichtig – steht er überhaupt noch in der Phase der Auflehnung oder hat er schon sozusagen „abgeschlossen". Nur so scheint es mir erlaubt, den Patienten z. B. durch eine riskante Zytostasetherapie zu führen. Er muß auch wissen, wenn er sich in seiner Auflehnung befindet, ob er einer Doppelblindstudie zugeordnet ist, welches Risiko er eingeht, und muß wählen können, muß sein Stadium der Lebensbewältigung in die Art der Therapie einbringen können. Dann erst ist der Arzt berechtigt, den Patienten den notwendigen diagnostischen Schritten und Probetherapien zuzuführen.

Sollte der Patient nach Eröffnung der Diagnose in das Stadium der Verleugnung („regrediert") übergehen, so ist auch dies unter Einbeziehung der anderen sozialen und medizinischen Kriterien zu akzeptieren.

Hier könnte ich mir folgenden hypothetischen Fall vorstellen:

Bei Erstdiagnose liegt bereits ein Tumorstadium vor, das nur noch palliative und pflegerische Maßnahmen möglich mache. Würde ich den Eindruck gewinnen, daß die intensiven Verleugnungswünsche des Patienten letzter Ausdruck seines Lebenswillens sind, käme mir die Aufklärung als unmenschliche Grausamkeit vor. Hier könnte ich nicht die Hoffnung zerstören.

Andererseits könnte die Einschätzung vorliegen, daß der Patient – der Krebserkrankung ins Auge schauend und bei Therapiewilligkeit – noch Zeit hätte, wichtige Hinterlassenschaftsregelungen zu leisten (eine Anforderung seiner Kinder zum Beispiel), so könnte hier das richtige ärztliche Handeln in der deutlichen Konfrontation des Patienten mit seiner Krankheit liegen.

Ein weiterer Schritt in dieser Phase der Auflehnung wird häufig notwendig: Die Einweisungen zur stationären Behandlung.

Hier hat man den Patienten aus der Hand gegeben, andere Sichtweisen des Tumorprozesses treten auf, die prozessuale Diagnose müßte nun neu von allen am Therapieprozeß Beteiligten formatiert werden.

Die Schwierigkeit, diese Forderung durchzusetzen, ist allen Kollegen zu Genüge bekannt. Terminliche Einbindungen der Klinikkollegen einerseits, die Anforderungen der anderen Patienten der eigenen Praxis andererseits vereiteln leider sehr oft ein kurzes, auch nur telefonisches Sichaustauschen. An dieser Stelle kommen unbewußte Abwehrmechanismen der Verleugnung der Krankheit besonders deutlich zum Tragen. Sie werden von allen Beteiligten „angewandt": vom Patienten, von den Verwandten, von den Ärzten, insbesondere auch von uns selbst. Können Sie sich immer die Gefühle bei einer Krankenhauseinweisung Ihres Patienten ganz eingestehen? – Kennen Sie nicht auch das Gefühl der Erleichterung, das dann auf *wen* bezogen ist? Ein anderes Spiel, die Diagnose ungeschehen zu machen, zu relativieren, sind Schuldzuweisungen, die reihum von allen Beteiligten möglich sind. In den Versäumnissen der anderen werden dann die eigenen Ängste vor der Krankheit kleiner. Reaktivierte Omnipotenzgefühle über das Versagen der anderen lindern die eigene Schwäche und die Schuld aus eigenen Versäumnissen. Sie kennen die Spiele, wenn die Patienten und häufiger, so scheint mir, deren Angehörige, die Therapeuten, einschließlich Pflegepersonal, Krankengymnasten gegeneinander ausspielen. Wer von Ihnen ist nicht schon über abenteuerliche Diagnosen verwundert gewesen, die er selbst gestellt haben soll, auf unterlassene Schritte der Aufklärung hingewiesen worden, auf noch nicht ermöglichte alternative Therapien, auf konträre Meinungen zusätzlich hinzugezogener Heilpraktiker, kurz darauf aufmerksam gemacht worden, was für ein „rechter Depp" man doch sei, nicht dieses oder jenes noch bedacht zu haben. Und hier könnte weiteres Klagen des Niedergelassenen über seine einsame Rolle folgen. Bei all diesen Vorgängen werden letztlich die Bedürfnisse des Patienten übergangen, er wird an *seiner* Bearbeitung der Krankheit gehindert.

Wenn sich der Patient in seinem Kampf gegen den Tod nicht plötzlich einem Heer von Versagern gegenüber sehen soll, er die Sicherheit haben soll, Mitstreiter in diesem Kampf zu haben, muß die gegenseitige Information der Helfer untereinander besser werden. Das Vertrauen in die gesamte Helferschaft wird schwinden, wenn schon ambulant erhobene Befunde verworfen werden und „zur Sicherheit" nochmals kontrolliert werden müssen. Dies macht den Patienten letztlich einsamer, weil er dann *allein,* auf sich gestellt Entscheidungen treffen muß, die er so nicht mehr übersehen kann.

Nachdem die umfassende Tumordiagnose gestellt worden ist, – richtet sich die Betreuung des Patienten nun nach der *prozessualen Diagnose,* die folgende Fakten berücksichtigt:

a) Art des Tumors: Killerkarzinom oder langsam wachsender Haustumor? – Tumorstadium.
b) In welcher Phase steht der Patient? – Auflehnung, Protest oder Depression, Versuch dem Unausweichlichen ins Auge zu sehen, sich einzurichten. In welchem Stadium steht die Aufklärung des Patienten?
c) Wo steht seine soziale Umgebung?
(Zur Erinnerung: Wir befinden uns noch in der Phase der Auflehnung gegen den malignen Prozeß, die in die dritte Phase, das Sicheinrichten, überleitet.)

Wie ist die Rolle des Hausarztes hier? Hierzu gehören die vielfältigen Verrichtungen, die die organische Seite betreffen: Ambulante Fortsetzung und Kontrolle der evtl. in der Klinik begonnenen Therapie, wie Zytostatikainfusionen, Nachsorge nach Operationen, die Rezidivüberwachung mit den entsprechenden Laborkontrollen, Sonographie, Thoraxröntgen, Skelettszintigraphie usw. Soziale Entscheidungen über: Einleitung von Kurmaßnahmen, Arbeitsplatzsicherung oder Einleitung der Berentung; auch dies im Einklang mit dem Verarbeitungsstadium der Beteiligten.

Bei weiter fortschreitendem Prozeß werden u.U. alle Vorgänge von vorne beginnen – und hier, betone ich, ist die vertrauensvolle Beziehung zu einem Klinikkollegen wichtig, mit dem das weitere Vorgehen besprochen werden kann. Ob nochmals aggressiv vorgegangen werden kann/soll, ob palliative Eingriffe notwendig sind, wieweit der Aufklärungsprozeß verantwortet werden kann, ob in Anbetracht der Sachlage weitere aktive Maßnahmen für den Patienten unzumutbar sind. In der häuslichen Umgebung werden die Fragen nach der Rolle der Familie gestellt werden müssen. In welcher Phase der Tumorbearbeitung stehen die Angehörigen? Werden, können sie in die weitere Pflege eingeplant werden? Sind sie dem Ansinnen der häuslichen Pflege gegenüber obstruktiv, wollen sie den Patienten loshaben? Ist ihre Überfürsorge für den Patienten zu belastend, sind sie schon erschöpft? Können sie entlastet werden? Kurz: Wie steht es um die – „Trauerarbeit" der Angehörigen?

Wir nähern uns der dritten Phase, in der keine aus der Sicht des Arztes kurativen Hoffnungen mehr bestehen.

Hier sehe ich im Handlungsbereich des Hausarztes folgende entlastende Tätigkeiten:

1) Auf der organischen Ebene z.B.:
   – Aszitespunktionen, Pleurapunktionen, Verordnung von Betäubungsmitteln.
2) Auf der soziotherapeutischen Ebene:
   – Organisation von häuslichen Hilfsdiensten.
   – Gespräche mit den Verwandten über deren Probleme mit und um den Patienten.
   – Organisation von Heilhilfsmitteln; es gibt eine ungeheure Palette verschiedener Nachtstühle, Rollstühle, Betteinlagen, Bettgitter, alles, was in der Klinik lieben Krankenschwestern überlassen wird.

(Ich denke z.B. an die Schwierigkeiten, eine Infusionspumpe für die häusliche künstliche Ernährung zu verordnen, deren Kostenübernahme erst von der Krankenkasse genehmigt werden mußte. Die von allen angestrebte häusliche Pflege gelang hier erst, als ich die Kosten-Nutzen-Rechnung aus Tagessätzen der Klinik, den Kosten des von der Klinik geliehenen Infusomaten mit der zu erwartenden Restlebenszeit des Patienten zugunsten der Kasse aufgerechnet hatte.)

In dieser letzten Phase werden im hausärztlichen Bereich mehr beratende Gespräche mit Patient und Angehörigen notwendig. Hier ist mein Ziel, die Kommunikation der Verwandten mit dem Patienten zu unterhalten, es zu ermöglichen, daß beide Parteien von ihren Ängsten, Plänen, Hoffnungen sprechen, evtl. noch latente Familienkonflikte beseitigt werden können. Die Zusammenarbeit mit einem Vertreter der jeweiligen Religionsgemeinschaft ist von Nutzen. Für den sterbenden Patienten ist es oft entlastend, wenn sich der Hausarzt zur Fürsorge für kranke Hinterbliebene vor dem Patienten bereit erklärt. Je nach Kenntnis der Familie kann ein Hinweis auf das noch nicht angefertigte Testament notwendig werden.

Der hausärztlich gesicherte Beistand für die Angehörigen, in der Phase des Todes, die Organisation von Bestattungsdiensten gehört mit zur „Krebstherapie im sozialen Raum".

Aber mit dem Tod des Patienten ist dessen Krebstherapie nicht immer zu Ende. Eine Auseinandersetzung über die beschriebenen Phasen des Patienten hinaus wird notwendig, wenn es post mortem zu Anschuldigungen der Umgebung gegen Unterlassungen der Angehörigen kommt, Vorwürfe gegen den Arzt, wie unterlassene Krankenhauseinweisung usw., wenn Verdächtigungen der unlauteren Sterbehilfe in der Umgebung des Patienten auftauchen, worin sich wohl – so möchte ich annehmen – erneut die Verleugnungstendenz des Todes in der Umgebung des Patienten widerspiegelt.

Abschließend sollen diese Ausführungen anhand eines Fallbeispiels verdeutlicht werden.

Ich schildere in der Chronologie meiner Aufzeichnungen die Beschwerden des Patienten, und parallel dazu stelle ich meine diagnostischen Überlegungen dar. Ich hoffe, es gelingt mir, die spontan einsetzenden Verdrängungsversuche nach dem Entschluß, sich untersuchen zu lassen, aufzuzeigen, das wogenförmige Hinführen zur Diagnose.

Ein 72jähriger Patient stellt sich wegen erstmalig 6 Wochen zuvor aufgetretener Herzschmerzen vor. Er korrigiert diese Klage mit dem Hinweis: bisher habe er noch nie was gehabt – Meine Frage nach dem Ergebnis von Voruntersuchungen beantwortet er mit: Labor, EKG und überhaupt alles sei o. B. gewesen. Er fügt jedoch an: letzte Woche habe er Herzrasen und dabei auftretende Angstgefühle gehabt. Auf Nitrospray (meine stille Überlegung war: Wo hat er denn den her?) sei Besserung eingetreten. Er habe auch Luftnot. – Dannach: er sei ein Leben lang ein nervöser Mensch gewesen. Pause: Manchmal sei ihm auch übel. Auf 63 kg habe er abgenommen, nächtliche Schweißausbrüche habe er. Vor 4 Monaten habe er eine schwere Bronchitis gehabt; ein Reizhusten beim Reden sei geblieben. Medikamentös nehme er ½ Beloc gegen die Tachykardien.

Meine Arbeitshypothesen während der Anamnese waren in Reihenfolge der geklagten Beschwerden: latente Herzinsuffizienz, Hyperthyreose, virale verschleppte Bronchitis, Myokarditis, Tb? An ein Karzinom dachte ich noch nicht.

Bei der körperlichen Untersuchung ergab sich folgender Befund:

Bis auf ein ohrnahes BVA zirkumskript rechts dorsal, kein pathologischer Befund. Der Patient war schlank, wirkte sportlich und in gutem Allgemein- und Ernährungszustand. Da er das erste Mal bei mir war, meine eigenen Vorstellungen von gesundem Aussehen auch durch die herrschende Mode geprägt sind, fiel mir sein Gewicht nicht besonders auf. Meinen ersten Arbeitshypothesen ging ich durch eine Laboruntersuchung von Schilddrüsenhormonen, Blutbild und Leberwerten und kardiovaskulären Risikofaktoren nach. Ich überwies den Patienten zum Thoraxröntgen. Die parallel laufenden Laboruntersuchungen ergaben eine Erhöhung der LDH und der ApH, großes BB ohne Befund. Im abdominellen Sonogramm: kein Hinweis auf Cholezystopathie oder Filialisierung in der Leber.

Drei Tage nach dem Erstkontakt, als der Patient mir die ungeöffnete Röntgentüte in die Hand gab, blieb mir nicht viel Zeit, das weitere Vorgehen zu überlegen. Ich hing die Bilder vor dem Patienten auf und eröffnete ihm den Befund: Handtellergroße, sehr dorsal gelegene Verschattung, im rechten Unterlappen mit Übergreifen auf den Mittellappen, die sehr suspekt auf einen Lungentumor hinweist. Da der Prozeß sehr dorsal liegt, wäre zur Histologiegewinnung und damit zur Abklärung des Prozesses eine Nadelbiopsie zu empfehlen. Da der Patient den Zeugen Jehovas angehörte, kam für ihn, der bei einer notwendig werdenden Operation eine Blutübertragung befürchtete, eine solche nicht in Frage. Der evtl. möglichen Lobektomie stand er sehr skeptisch gegenüber, wenn auch nicht so ablehnend. Dennoch: „eine Zytostase würde er mitmachen". Er willigte ein, die Diagnose noch in bezug auf die Histologie zu sichern. Der Patient benannte das „Ding" da in seiner Lunge, als seinen Untermieter, den er jetzt wohl bis zu seinem Ende tragen würde.

Da der Patient keinen Tag seiner Lebenszeit im Krankenhaus verlieren wollte, erfolgte die Suche nach einer ambulanten Stelle, die die Feinnadelbiopsie durchführen würde.

Am 9. Tag nach Erstkontakt erfolgte die Bronchoskopie in Kurznarkose, gegen die sich der Patient aufgrund seiner religiösen Haltung wehren wollte und der er nur unter großen Bedenken zustimmte: Ergebnis: Ein Geschwulstnachweis konnte nicht geführt werden. Die Feinnadelbiopsie wurde nicht durchgeführt, da die Pleuraverdickung auf eine früher durchgemachte Pleuritis zurückgeführt wurde. Es wurde eine genauere stationäre Untersuchung empfohlen. Der Patient war enttäuscht, eine stationäre Abklärung lehnte er ab. Ein zweiter Anlauf, diesmal ambulant in einer „Fachlungenklinik", verlief in gleicher Weise. Wieder wurde er bronchoskopiert, wieder „konnte bronchoskopisch kein Geschwulstnachweis erbracht werden". Es wurde eine stationäre Untersuchung empfohlen.

Mit Mühe konnte ich den Patienten doch noch auf dieses Vorgehen einstimmen. Die Routine der Klinik erboste den Patienten. Es wurde noch einmal eine Bronchoskopie – mit dem gleichen Ergebnis wie 10 Tage zuvor – durchgeführt, aber auch ein Belastungs-EKG. Der behandelnde Kollege schrieb: „Wegen einer mäßigen Hypertonie wird der Patient mit Beloc behandelt". – Sie erinnern sich hier: in Wahrheit wegen der Tachykardien, der Patient seinerseits interpretierte die Anfertigung des Belastungs-EKG als Vorbereitung auf eine Operation. Die Wartezeit für die computertomographische Untersuchung war lang. Der Patient wurde zwecks CT schließlich zu einem niedergelassenen Kollegen überwiesen, und nach 9 Tagen lautete der Befund, daß der Prozeß ausreichend breit der lateralen Thoraxwand anliege, so daß doch eine transthorakale Biopsie möglich wäre.

Im Arztbrief wurde bedauert: „Diese war jedoch aufgrund der Zeitnot des Patienten hier nicht mehr möglich." Der Patient hatte eine schwere Erkrankung der Ehefrau vorgeschützt und sofort nach dem CT auf eigene Verantwortung die Klinik verlassen.

In der Praxis war er nicht mehr zu weiteren Diagnoseunternehmungen bereit; einer Iscadortherapie stimmte er zu. In unseren Gesprächen – den weiteren Verfall im Auge – wurde ich über den Inhalt seiner Glaubensvorstellungen aufgeklärt. Wir kamen überein, daß ich ihn auch in seinen letzten Tagen und Stunden nicht einweisen würde. Ich besprach die notwendigen Vorgänge mit seinem Sohn und seiner Frau.

Ich hoffe, daß ich mit diesem Beispiel zeigen konnte, daß der Patient viel weiter war in seiner Auseinandersetzung mit dem Tod. Er stand nicht mehr in der Phase des Protestes, wir behandelnden Kollegen dagegen haben uns noch teilweise in dieser Phase befunden, und wir haben uns deshalb am Patienten vorbeibenommen; vorbeitherapiert kann man hier nicht mehr sagen.

Zusammenfassung

Meine Ausführungen sollten folgendes deutlich machen:

– Die Tumordiagnose muß neben der Beschreibung organischer Vorgänge, eine systemische, soziale, den Prozeß des Sterbens im Auge behaltende Diagnose sein.
– Die Beachtung derselben erlaubt uns, menschlicher, kompetenter zu therapieren.
– Die Kommunikation über diese Diagnose muß unter allen Behandlern verbessert werden.

Literatur

Kübler-Ross E (1973) Interviews mit Sterbenden. Kreuz, Stuttgart

Familientherapie bei Krebskranken: unter Berücksichtigung von Objektverlust und Verdrängung

C. Bahne Bahnson

Einleitung

Die Anwendung eines Familientherapieansatzes bei Krebspatienten basiert auf systemischen und psychodynamischen Ansätzen, die einen Krankheitsverlauf so konzipieren, daß er sich innerhalb eines Netzes von zusammenspielenden sozialen, familiären, individualdynamischen, physiologischen, endokrinologischen, immunologischen und anderen Faktoren entfaltet. Hier können wir nicht nur plötzlich in Tabula-rasa-Manier während der Krankheit oder einer Verschlechterung im Krankheitsbild mit Zieldefinitionen beginnen, sondern müssen Krankheitsentstehung und deren Bewältigung innerhalb familiendynamischer Parameter verstehen, sowohl was Ätiologie als auch „Coping" und Prognose anbelangt. Die multigenerationelle Familie ist nicht nur Miterleber einer Krankheit, sondern auch Miterzeuger dieser Krankheit innerhalb eines komplexen familiendynamischen Systems. Die Familienreaktionen zur Krankheit sind deshalb nicht in vacuo entstanden, sondern haben mit dem Ablauf der dynamischen Matrix zu tun, die auch maßgebend für die Krankheitsentwicklung eines der Familienmitglieder mitverantwortlich ist.

Aus diesem Gesichtspunkt betrachtet, ist eine Krankheit dann nicht nur ein zufälliges Ereignis, gegen das die Familie mit verschiedenen Copingstrategien angehen muß, sondern ein Teil des Familienprozesses, der sich innerhalb sozialer und ökologischer Parameter abspielt, ähnlich wie z. B. eine Schizophrenie eines jungen Familienmitgliedes Störungen in der unterliegenden Familiendynamik widerspiegelt. Die Familienreaktionen zu pathologischem Geschehen sind nur dann verständlich, wenn die Funktionen, die dieses Geschehen für andere Familienmitglieder des schizophrenen Familienmitglieds trägt, klargelegt sind.

In diesem Kontext muß hervorgehoben werden, daß familientherapeutische Eingriffe bei Krebspatienten nur oberflächlich und peripher bleiben können, falls sie nicht innerhalb eines psychosomatischen und systemorientierten Kontextes formuliert und verstanden sind. Deshalb ist es notwendig, die psychosomatischen, objektbezogenen und familientheoretischen Bedingungen für Familienintervention mit Krebskranken zu definieren.

Psychosomatische Parameter

Die Persönlichkeitsmerkmale bei Krebspatienten sind Charakteristika, die von einer dynamischen Entwicklungsgeschichte abhängen und die besonders intensiv mit einem Abwehrprofil des Patienten in intimer Verbindung stehen. So haben Kollegen und ich wiederholt observiert, daß massive Verdrängungsmanöver gegen libidinöse und besonders aggressive Impulse äußerst wichtig für eine Krebsgefährdung scheinen (Greer u. Morris 1975; Kissen 1967; Bahnson 1967). Wir konzipieren psychische und somatische Phänomene als zwei von vielen möglichen Observationsschichten eines ganzheitlichen Prozesses, auf vielen verschiedenen Ebenen manifestiert; z. B. psychologisch bewußt oder unbewußt; Organebene; endokrinologische Ebene; immunologische Ebene; molekulare und peptide Ebene, usw. Wenn sich Störungen auf einer Ebene vorfinden, sind eo ipso Störungen auch auf allen anderen Ebenen vorhanden, obwohl Prozesse auf diesen Ebenen nicht immer observiert werden können. Wenn ein Konflikt verdrängt wird, ist er ja unbewußt auf Erlebnisebene vorhanden, aber dann auch auf somatischer Ebene besonders ausgeprägt, weil die zum Erlebnis gehörenden Aktionen der Umwelt gegenüber nicht vollzogen sind.

Die harmonisierenden, altruistischen, wohlangepaßten, sozial-religiösen und oft autoritären Haltungen, die wir des öfteren bei Krebspatienten finden, sind mit ihren Abwehrhaltungen eng verbunden, indem Reaktionsbildungen, neutralisierendes Verhalten, Rationalisierung und Intellektualisierung, die ja alle in das verdrängende Spektrum von Abwehrmechanismen gehören, mit diesen Persönlichkeitsmerkmalen eng verbunden sind.

Andere Persönlichkeitsmerkmale, die in den Familien „entstehen" (die im folgenden besprochen werden), sind depressive und vereinsamte Haltungen und Gefühlsregungen, die mit schwierigen Objektverbindungen („object relations") in Zusammenhang stehen und die die sog. „Schizophasia" (Fresco 1975, persönliche Mitteilung) – die Verfremdung von zwei Ich-Aspekten – charakterisiert: Ich-Aspekte der Realitätsprüfung und Ich-Aspekte von regressiven und öfter infantilen Triebregungen.

„Object relations" und Signalfunktionen

Während der allerersten Entwicklungsphasen des Kindes sind die Objektbesetzungen fast immer direkt im eigenen Körper und bei der Mutter verankert, obwohl auch hier die 2 Bereiche, somatische Phänomene und Psycho-Außenwelt, überlappend sind in dem Sinne, daß keine Besetzungen von äußeren Objekten ablaufen können ohne somatische Repräsentationen und daß, ähnlich, keine somatischen Besetzungen ohne ein dazugehöriges psychologisches Erlebnis (bewußt oder unbewußt) zustande kommen. Zu Beginn ist das Ich schwach und unklar definiert, aber es bewegt sich in beiden Bereichen – im psychischen wie auch im somatischen – hin und zurück und funktioniert auch als ein Kommunikator oder Dolmetscher zwischen psychischen Erlebnissen und somatischen Ausprägungen. Sobald wir ein wenig älter werden, kann das Ich auch viele Ereignisse in beiden Bereichen steuern und kontrollieren, aber nie alle. Es gibt mehrere Ich-Kerne („ego nuclei"), die doppelte Repräsentationen zur Verfügung haben: eine im Körper, die andere in Psyche und/oder Außenwelt. Die Besetzungen von somatischen oder psychischen Objekten sind verschiebbar (umtauschbar), so daß Besetzungen, die nach außen gerichtet sind, internalisiert (somatisiert) werden können und umgekehrt. Wenn eine externe Besetzung zurückgezogen wird von dem externen Bereich in den Körper hinein, werden einige strukturelle und emotionale Aspekte von dieser Außenwelt mit hineingetragen; sozusagen als Kontaminanten. Diese Kontaminanten werden dann in somatischer Pathologie ausgedrückt. Während der sukzessiven Entwicklungsphasen sehen wir eine Verlagerung von hauptsächlich somatischen Besetzungen zu äußeren Objektbesetzungen im Erwachsenenalter, obwohl Individuen sehr verschiedenartig sind in bezug auf die Flexibilität oder Viskosität der äußeren pathologischen Objekt- und somatischen Besetzungen. Die Objektbesetzungen, die im somatischen Bereich verlagert werden, wenn äußere Objektbesetzungen verlorengehen, z. B. bei Tod eines Partners oder Verlust einer Lebenssituation, stehen dann in Verbindung mit einer regressiven somatischen Objektbesetzung, in der aber die Konflikte, die vorher nach außen verlagert waren, jetzt internalisiert werden müssen.

In einem typischen Entwicklungsverlauf sehen wir, daß psychobiologische Energie erst auf somatische Funktionen und auf narzißtische Selbstimagos fokussiert werden, um dann später auf andere Menschen, Objekte, Zielsetzungen überzufließen. Die frühen Selbstbeziehungen sind mit Imagos der Mutter vermischt, so daß eine psychosomatische Verschmelzung öfter eine klare Ich-Definition verzögert. Bei somatischen Regressionen in der Familie, die später im Leben vorkommen, sind diese Verschmelzungen wiedererlebt und repräsentieren frühe somatisierende Objektbesetzungen.

Wenn Objektverluste oder andere seriöse und bedrohende Streßfaktoren in unserem Leben auftauchen, ziehen Menschen sowie andere Organismen sich regressiv zurück zu sicheren und leichter abwehrfähigen Positionen, wie es in der psychologischen wie auch der psychosomatischen Literatur öfter beschrieben ist. Um die gewählten Wege der Regression besser zu verstehen, müssen wir die somatischen vs. psychologisch-verhaltensbezogenen Regressionen zu bevorzugten Ich-Abwehrmechanismen verankern. Somatisierende Menschen behalten unter Streß und Objektverlust ihr formales Sozialnetz und ihre persönlichen und sozialen Adaptationen intakt, aber regredieren auf der somatischen Ebene, um ihren unausgelösten Spannungen und Energiebesetzungen Abfuhr zu leisten. Diese (Krebs)patienten sind dadurch charakterisiert, daß sie öfter psychologische und mitmenschliche Konflikte verdrängen und verneinen, um ihre emotionale und soziale Balance aufrechtzuerhalten, so daß die regressiven Neigungen sich somatisch ausdrücken müssen.

Wir sehen also, daß besetzte Objekte in der Umwelt, wenn sie aufgegeben werden oder verlorengehen, via Ich-Kerne von inneren somatischen Objekten vertreten werden können, nachdem Energie von der externen Sphäre zurückgezogen ist, und dadurch eine Störung in den gewählten symbolischen somatischen Funktionen verursachen, weil ungelöste Spannungen von der externen Kathexis jetzt zurückgezogen und in der internen Arena reinvestiert sind. Die Kathexis ist jetzt sozusagen kontaminiert durch externe „Verunreinigungen". Um dieses theoretische Gebilde zur psychoimmunologischen Hypothese umzuformen, müssen wir folgende Stufen verfolgen:

1. Das Immunsystem funktioniert hauptsächlich nach dem Prinzip: Identifikation von fremdem oder „nichtselbst-biologischem Material", und Destruktion oder Transformation dieses Materials oder dieser Zellen.

2. Bei autoimmunen Reaktionen greifen Immunzellen die biologischen „Ich-Systeme" an, *als ob* diese Systeme fremd wären oder „Nichtselbstmaterial" (Zellen) repräsentierten.

3. Bei insuffizienten Immunreaktionen werden die fremden Zellen, oder die veränderten „Selbstzellen", nicht als fremd – oder als Antigene – identifiziert, sondern sie werden als „Selbstzellen" wahrgenommen und unterstützt.

Das überbrückende theoretische Konstrukt beinhaltet psychologische und somatische Selbst- und Familienaspekte und formt einen psychosomatischen Isomorphismus, der zwischen „object relations" auf der psychologischen Ebene und der Identifikation von fremden Antigenen auf der biologischen Ebene vermittelt. Wir können theoretisieren, daß – wenn ein verlorenes Familienobjekt internalisiert und somatisiert wird, so wie es in einer nicht wahrgenommenen und verdrängten Trauer geschieht, – dieses „Objekt" dann jetzt, in Zellveränderungen repräsentiert, nicht als ein fremdes oder abweichendes Zellsystem wahrgenommen wird, sondern befördert und besetzt wird als ein wertvolles, obwohl ambivalent besetztes, Objekt innerhalb des Körpers (Objektkonstanz). Was wir zu internalisieren wünschen, wird nicht zerstört, aber befördert. Wir wissen jetzt, daß die Nerven- und Immunsysteme gemeinsame Rezeptoren haben (Pert 1989; Pert et al. 1986), und es ist nicht zu weit gesponnen zu vermuten, daß „geliebte" interne Zelläquivalente, die verlorene äußere und vermißte Objekte repräsentieren, so behandelt werden, daß sie nicht als Antigene, aber, im Gegenteil, als willkommene Teile des Selbst betrachtet werden und daß diese Neoplasmen dann ohne Widerstand etabliert werden können als interne somatische Objekte. Wir können diese Sequenz von Geschehen mit den Theorien der depressiven Emotionen verbinden, da Depression des öfteren eine erlebte emotionale Reaktion auf einen Verlust von interpersonellen Objektbeziehungen oder Verlust der eigenen Kapazität ist, sich in solchen Beziehungen zu engagieren oder diese zu behalten. Schon Freud hat bemerkt, daß die Internalisierung von Verhaltensweisen der verlorenen Person einer der kompensatorischen Aspekte der Trauer konstituiert. Im psychosomatischen Denken kann diese Internalisierung konkretisiert werden als eine somatische Internalisierung, die Zellveränderungen produziert in Personen, die depressive Regungen verdrängen, z. B. in Personen, die somatisieren wegen ihrer Alexithymia, „pensée operatoire", oder verdrängende Abwehrmechanismen.

Die Kommunikationen zwischen Nervensystem und Immunsystem, jetzt so klar demonstriert besonders in amerikanischer Forschung (Pert 1989; Kiecolt-Glaser u. Glaser 1989) haben es ermöglicht, Object-relations-Theorien auszudehnen, so daß diese Theorien, die früher nur für die Erklärung psychologischer Phänomene entworfen worden waren, jetzt auch auf Multiebene als Signalfunktionen verstanden werden können. Wenn das Nervensystem im Trauererlebnis ein verlorenes Objekt internalisiert, werden Signale direkt von Gehirnzellen an spezifische Immunkörper geschickt, die jetzt objektäquivalente Zellen als zu unterstützende Selbstaspekte zu identifizieren suchen, und eben nicht als, Antigene registrieren. So hilft uns die Object-relations-Theorie, die Brücke zwischen psychosomatischer Theorie und Psychoneuroimmunologie zu befestigen.

Familiensysteme und Krebs

Die Aufdeckung von motivierenden und abwehrenden Prozessen im größeren Familienkreis ist von äußerster Wichtigkeit, weil diese Prozesse oft mit der Entwicklung einer Krebskrankheit bei einem Familienmitglied in Verbindung stehen. In dieser Weise wird der Familientherapieansatz, der auch ein historischer oder biographischer Ansatz ist, eine breitere und umfassendere Strategie für die Modifikation des Krankheitsverlaufs anbieten.

Die Familie funktioniert als ein Organismus, bei dem die verschiedenen Familienmitglieder wechselseitig dynamische Aspekte füreinander repräsentieren, z. B. in dem Sinne, daß ein Elternteil Abwehrhaltungen ausdrückt, während jüngere Familienmitglieder Triebmaterial präsentieren. Die verschiedenen Familienmitglieder agieren nicht unabhängig voneinander, sondern formen ein Mosaik von gegenseitigen Abhängigkeiten, alternativem Ausdrücken und Ausleben von Triebmaterial, gegenseitigen und öfter veränderlichen Ich-Funktionen nicht nur für das Selbst, sondern für andere Familienmitglieder, und eine gewisse Abgrenzung anderen Menschen gegenüber, die nicht der Familie angehören.

Eine Familie hat auch ihre Entwicklungsphasen, ähnlich den Entwicklungsphasen beim Individuum, so wie z. B. repräsentiert durch die radikalen Veränderungen in der Familie zwischen dem Zeitpunkt, wo eine kleine Familie mit 2 oder 3 Personen gerade am Anfang ihrer Beziehung steht, stark beeinflußt von den Ursprungsfamilien der 2 Partner, zu einer erwachsenen Spätfamilie, wo die Probleme von Objektverlust, z. B. dadurch, daß die jetzt erwachsenen Kinder den Familienkreis verlassen, gekennzeichnet ist. Bei psychoanalytisch verankerter Familientherapie sehen wir auch, daß nicht nur die jetzige Familie, sondern auch die früheren Entwicklungsphasen dieser Familie, sowie auch die Ursprungsfamilien, also die Großeltern und Urgroßeltern, eine signifikante Rolle auch für zeitgenössische Krankheitsprobleme spielen. Von der allgemeinen Familientheorie haben wir gelernt, daß multigenerationale Modelle prävalent sind, nicht nur in bezug auf Abwehrvorgänge und „Familienstil", sondern auch in bezug auf bevorzugte Krankheitsmanifestationen, die – im Wechsel – zwischen den Generationen kommunizieren können. Kanner (1972) hat bereits vor langem gezeigt, wie die gastrointestinalen funktionalen Probleme hin und her zwischen Mutter und Sohn wechseln können, d. h. wenn die Symptome vom Kind getragen waren, gingen die Symptome der Mutter zurück, und als die Darmbeschwerden des Kindes bewältigt waren, erkrankte die Mutter wieder. So werden die somatischen Symptome, so wie auch psychiatrische Probleme, als Familienmuster auftreten und können hin und her zwischen Familienmitgliedern, und sogar auch intergenerational, verschoben werden.

Familientypen

Abwehrmechanismen sowie Verdrängung und Verneinung entstehen nicht auf individueller Basis in einem Vakuum. Sie werden in der Familie während unserer Kindheit gelernt, und dies gilt auch für andere wichtige menschliche Begegnungen und Präferenzen und dafür, in welcher Weise wir überhaupt mit unseren eigenen

Regungen fertigwerden müssen. In unseren Kindheitsfamilien lernen wir, ob wir unsere Triebe akzeptieren, ob wir sie stützen und befürworten, ob wir sie sublimieren und verlegen oder ob wir sie bremsen und wegschaffen. Mehrere unserer empirischen Untersuchungen (Bahnson 1984; Reznikoff 1955) haben gezeigt, daß Kindheitsfamilien von Krebspatienten oft große Probleme mit Gefühlskommunikationen und emotionaler Offenheit haben, im Gegensatz zu Familien, deren Kinder später psychotisch werden; wo keine strukturelle Ordnung oder Abgrenzung besteht. Diese 2 Familientypen habe ich zentrifugal und zentripetal genannt. Die psychologische Regression ist die bevorzugte Modalität, als Streßfolge, in der zentripetalen Familie; im Kontrast zu der zentrifugalen Familie, wo Kommunikation zwischen den Familienmitgliedern frühzeitig abgebrochen wurde und wo sich die Familienmitglieder frühzeitig emotional voneinander trennen. In dieser Familie werden somatische Regressionsvorgänge und somatische Krankheit bevorzugt als Konfliktlösung. Bei der zentripetalen Familie ist es auch leichter für ein Familienmitglied, durch Veränderlichkeit und Elastizität eine Bezugsperson durch eine andere auszutauschen, wohingegen Familienmitglieder einer zentrifugalen Familie nur mit großer Schwierigkeit einen derartigen Austausch von Objekten durchführen können. Für eine Person, die dem anderen vertrauen kann und die Möglichkeit hat, mit mehreren anderen in enger emotionaler Verbindung zu stehen, ist ein Objektverlust viel leichter zu verkraften als für eine Person, die früh Mißtrauen und Unsicherheit in bezug auf andere Menschen erlebt hat. Für Personen einer solchen zentrifugalen Familie verbleiben spätere Objektbeziehungen unsicher und spröde oder wackelig, so daß, wenn ein Objektverlust geschieht, die früheren pessimistischen Erwartungen doch wieder erfüllt werden und als ein Wiederholungserlebnis früherer Objektverluste mit folgenden Depressionen entstehen.

Wir sehen bei Krebspatienten, daß sie öfter aus zentrifugalen Familien stammen, wo sie „gelernt haben", hauptsächlich schwierige emotionale Konflikte zu verdrängen und zu verneinen und – wenn mildere Abwehrmechanismen eingesetzt werden – dann zu rationalisieren und sich Reaktionsbildungen zu bedienen. Bei diesen Familien sehen wir auch, daß eine Vereinsamung auf emotionaler Ebene sich entfaltet und daß aggressive und libidinöse Regungen sich nicht unter den Familienmitgliedern ausdrücken dürfen, so daß die Familienmitglieder vereinsamt und allein mit ihren eigenen Konflikten umgehen müssen, und – da sie keine interpersonelle Abfuhr finden können – sich regressiv somatisch äußern müssen.

Außer den gewöhnlichen medizinischen Zugängen kann man auch autogenes Training, Individualtherapie und Familientherapie zur Krankheitsbewältigung einsetzen. Die Krankheit existiert, sozusagen durch Resonanz, als eine Matrix bei allen Familienmitgliedern, und die physiologischen Disäquilibria finden niemals nur bei einem Familienmitglied statt, sondern stehen immer in Verbindung mit physiologischen Reaktionen bei anderen Familienmitgliedern. Wenn Konflikte in einem Familienmitglied somatisiert werden, dann repräsentiert dieses Krankheitsphänomen simultan eine adaptive Funktion für andere – oder alle – Familienmitglieder und wird eine Krankheitsbewältigung blockieren oder sich entgegensetzen, bis zu dem Zeitpunkt, wo sich andere Möglichkeiten für eine Modifikation der Familie abzeichnen und Gleichgewicht gefunden oder initiiert ist.

Familientherapie mit Krebspatienten

Dieser ätiologische Vorspann familientheoretischer Termini soll zeigen, daß es nicht ausreichend ist, blind und wohlmeinend in eine Familie einzusteigen und nur die verschiedenen sog. Copingmechanismen zu verstärken oder zu befestigen. Im Gegenteil, die Ziele der Familientherapie mit Krebskranken sind von ätiologischen Faktoren vorbestimmt und müssen logischerweise den pathologischen und krankheitsfördernden Mechanismen gegenarbeiten, so daß ein Krankheitsverlauf modifiziert werden kann und – wenn eine Heilung nicht mehr möglich ist – so wenigstens die Überlebenszeit verlängert und die Lebensqualität verbessert wird.

In der Familientherapie mit Krebspatienten bestehen unsere ersten Aufgaben darin, die Probleme zu identifizieren, die wahrscheinlich als auslösende Faktoren mit dem Timing, Kontext und Krankheitsverlauf in Verbindung stehen. Hier gelten die gleichen Regeln wie für andere diagnostische Familiengespräche, nämlich, daß die Familie selbst ihre Agenda oder Tagesordnung bestimmen muß, daß wir als Therapeuten meistens zuhören, aber auch Anstöße geben und Konflikte auflockern, so daß ein Bild der ganzen Familie und nicht nur der „designierten Patienten" präsentiert wird. Die Therapeuten müssen selbstverständlich hellhörig sein in bezug auf mögliche Verluste, Lebens- und Bedingungsveränderungen für ein oder mehrere Familienmitglieder, seitdem wir empirisch wissen, daß der Verlust einer Beziehung, eine Krise in einer Beziehung, eine Transition von einer Lebensphase zur nächsten, eine allgemeine Verschlechterung der Familienkommunikation und andere typische negative Erlebnisse häufig mit dem klinischen Beginn einer Krebskrankheit in Verbindung stehen. Nachfolgende Fallbeispiele zeigen typische Lebensprobleme, die klinisch mit einer Krebsdiagnose in Verbindung stehen.

Fallbeispiel 1:

Eine reife und intelligente Frau, die mit ihrem Ehemann 2 kleine Kinder hatte, hatte Ambitionen, im selben Beruf wie ihr Mann zu wirken. Sie hat es auch erreicht, in diesem Beruf in einer Gemeinschaftspraxis mit ihrem Mann zu arbeiten; vielleicht besser als er. Das Verhältnis zwischen den Ehepartnern hat gelitten, und die Ehepartner haben sich emotional voneinander zurückgezogen. Nach einigen impulsiven Erlebnissen mit anderen Partnern hat sie ihren Mann verlassen, um jetzt beruflich selbständig zu werden. Zu diesem Zeitpunkt hat man ein Mammakarzinom diagnostiziert, und zur selben Zeit ist diese Patientin in eine schwere Depression gefallen – so schwer, daß sie als eine endogene Depression behandelt wurde. Diese Patientin hat ihre aggressiven Regungen konkretisiert, hat „ihn" niedergeschlagen, aber ist dann mit unverarbeiteten Schuldgefühlen zusammengebrochen, gerade zu dem Zeitpunkt, wo sie ihr formelles und berufliches Ziel erreicht hatte.

Fallbeispiel 2:

Eine Frau mit einem unehelichen Baby heiratete einen soliden Mann und bekam mit ihm 2 weitere Kinder. Das uneheliche Kind war eine Tochter, und als diese sich ihrer Pubertät näherte und sehr attraktiv für ihren Stiefvater wurde, war es für sie dynamisch notwendig „abzuhauen", mit jungen Freunden umzugehen und mit ihnen zu leben, um so die Eifersucht der Mutter, sowie auch ihre eigene ödipale Ängstlichkeit zu verringern. Sie war sozusagen das „häßliche Entlein" in der Familie, das sich später zu einem Schwan entwickeln sollte. Zur Zeit der faktischen Trennung von der Familie hat sie ein Non-Hodgkins-Lymphom entwickelt und mußte jahrelang unter den aggressiven Behandlungen leiden, um ihre Krankheit unter Kontrolle zu bringen.

Fallbeispiel 3:

Ein 65jähriger Fach- und Vorarbeiter mit vielen Verantwortungen, der viel Respekt unter den Arbeitern, die er leitete, genoß, mußte aufgrund seines Alters in den Ruhestand gehen. Sein Herz hing an seiner Arbeit und seinem Zusammensein mit „the boys". Drei Monate später hatte er klinisch ein Kolonkarzinom entwickelt, mit Metastasen in Knochen, Leber und anderen Organen. Er fühlte sich verlassen, unwichtig, überflüssig und übergangen und daß er zu Hause unter der Leitung seiner recht dominanten Frau jetzt auch Hausarbeit ausführen mußte, war für ihn sehr entwertend und deprimierend. Er hätte nur eine kurze Zeit überleben dürfen, aber durch Familientherapie war es möglich, nicht nur die Schmerzen seiner Knochenmetastasen zu bewältigen, sondern auch Respekt wieder aufzubauen, so daß er als Oberhaupt der Familie über Heirat, Examina, Ferien und andere Begebenheiten in der Familie mitsprechen und sich wieder mit Selbstrespekt begegnen konnte. Er überlebte ein Jahr, anstatt ein paar Wochen, und viele emotionale und sehr schöne Lösungen wurden während dieser Zeit in seiner Familie durchgearbeitet und ermöglicht.

Fallbeispiel 4:

Eine junge Frau, in einer Familie mit 5 Kindern, ist begabt, talentiert, und mitten in einer Kunstakademieausbildung in New York. Ihre Mutter hatte früher ein Mammakarzinom und ist jetzt Alkoholikerin. Der Vater ist der Schwache und Abhängige in der Familie; die Mutter hat jetzt für die Familie folgende finanzielle Lösung gefunden: Sie macht auf einer südlichen Insel eine Kleiderfabrik auf, von der die Familie jetzt leben soll. Die Tochter wird zurückgelassen, allein und ohne emotionale Stütze, in New York City, und entwickelt innerhalb von 4 Monaten, nachdem ihre Familie abgereist ist, ein Hodgkin-Lymphom. Diese Patientin war im Verlaufe eines Jahres 40mal in Individual- und Familientherapie und äußerte: "The house was falling apart, it needed so much work, and everyone was always complaining about it. It almost got sort of depressing to go home. Everyone was always fighting and complaining." Nachdem sie bei verschiedenen Familienmitgliedern und auch bei Freunden gelebt hatte, äußert sie: "Even though I was living at those different households, I wasn't really living there. They had these disorganized, crazy households. Lots of time, meals didn't get cooked, and they had very little money. Even if one is very healthy and normal, it's very unhealthy to live in that house. It is really a crazy house." Über ihr Elternhaus sagt sie: "My house is very nice but the living room is dark and barren. It's a sunless room and that's probably the room I will be staying in most of the time."

Die Mutter sagt in der Familientherapie: "My aunt lived with great style. She had a lot of spirit. She died very stylishly, too. I think it is the best thing you can do. Before she died she had a great tragedy, one of her favorite sons was killed, and from there on she changed a lot, she wasn't herself. She was just laying there, she couldn't talk and everyone was talking to each other. I remember going over and kissing her goodbye, she looked so surprised. I felt as if everyone was shocked, somehow. Her eyes really seemed to say good by." Die Patientin sagt: "My kitten is sick ... The doctor said he is surprised she is alive ... She got some kind of obstruction. I feel like it's my fault. The doctor said she swallowed wool and I have been leaving things like that around all the time. She is so sick she can hardly walk, she keeps crying ..."

Wichtig ist es zu wissen, daß auch Tiere der Familie zugehörig sind. Durch Verhältnis zu Tieren wird oft sehr viel über Familienbeziehungen in Projektion gesagt. Diese Bemerkungen wurden von unserer Patientin ein paar Monate vor ihrem Tod geäußert.

Ihre Familie war ja weit weg und kam nur ab und zu auf Besuch, besonders die Mutter. Als sie todkrank war, kamen sie aber nicht; nur ihre Schwester, die in New York arbeitete, kam ab und zu hin. Ihre letzten Tage waren sehr schwierig, denn sie war allein. Als sie im Sterben lag, hat ihre Familie beschlossen, doch zu kommen. Sie alle kamen, aber einen Tag zu spät. Sie haben sich geweigert, ein Grab zu kaufen. Ihre Tochter verschwand deshalb anonym in einem Gemeinschaftsgrab. An ihrem Todestag und am Tage vorher sagte sie: "I feel that I just come to the end with everything. – Do you remember when I was telling all about those nice things when I was little, about the flowers? This is the second time I mention the garden, isn't it? That is strange, because I don't think of it as a very strong memory, but now it is all before me." Die Blumen waren zur selben Zeit die Blumen ihrer Kindheit, ihr primäres Verhältnis zur Natur und das sich entfaltende Leben; aber auch eben die Blumen ihres Grabes – die Blumen ihres bevorstehenden Todes. So hat sie nachher assoziiert.

Die Disorganisation, Selbstbezogenheit und der Mangel an Empathie dieser zentrifugalen Familie spielte eine wichtige Rolle für ihren Krankheitsverlauf. Die Familie wollte faktisch unbewußt diese Patientin, und vielleicht andere Familienmitglieder, loswerden; unsere Patientin hat es so erlebt, vielleicht hat sie auch deshalb weniger Widerstand geleistet, als es sonst der Fall gewesen wäre.

Familientherapeutische Prozesse

Etablierung eines therapeutischen Verhältnisses

Die Krebspatienten kommen auf verschiedene Weisen zu uns. Einige kommen spontan, weil sie ein Bedürfnis nach Hilfe in einer schwierigen Lebenssituation haben, hervorgerufen durch ihre Krankheit. Andere werden von ihren Onkologen, Chirurgen oder anderen medizinischen Kollegen überwiesen, häufig, weil die Kollegen selbst besondere Probleme mit diesen Patienten erleben. Wieder andere Patienten werden von unseren Konsultations- und Liaisonteams in der stationären Phase ihrer Behandlung im Krankenhaus identifiziert, besonders wo psychoonkologische Programme innerhalb des Rahmens des Krankenhauses bereits entwickelt sind. Wo Patienten nicht selbst eine therapeutische Initiative ergriffen haben, ist es besonders wichtig, zu überlegen, wie ein therapeutisches Verhältnis introduziert werden kann. Es sind besonders die „schwierigen" Patienten, die für Konsultationsliaison oder therapeutische Stütze überwiesen werden, die so sehr auf ihre somatischen Symptome und Probleme fixiert sind, daß es schon eine ärztliche Kunst ist, einen therapeutischen Kontakt herzustellen.

Niemals darf der Therapeut mögliche psychiatrische oder psychologische Probleme der Patienten sofort ansprechen, denn dies wird seitens der Patienten als ein zusätzlicher Insult erlebt, wo sie schon sehr schwierige Probleme vor sich haben. Denn sie möchten selbstverständlich nicht noch als „neurotisch", seelisch unausgewogen oder sogar „verrückt" angesehen werden. Deshalb ist es von äußerster Wichtigkeit, daß der/die betreuende Arzt/Ärztin den Therapeuten als eine/n Kollegen/in introduziert, der/die sich besonders mit den durch die Krankheit hervorgerufenen Schwierigkeiten beschäftigt und vielleicht Hilfe bringen kann. Wie in allen therapeutischen Situationen muß sich der Therapeut auch hier zuallererst auf die sich spontan präsentierenden Probleme konzentrieren; diese Probleme stehen im Kontrast zur Behandlung bei neurotischen Patienten, sind körperlich verankert und werden ausgedrückt durch Ängste und andere gefühlsmäßige Reaktionen zu somatischen Ereignissen, zur Krankheits- und möglicherweise auch Todesbedrohung, und werden in dieser Weise von den Patienten nicht als konfliktbetont oder lebensproblemrelevant erlebt. Der/die Therapeut/in muß in die Phänomenologie der Patienten einsteigen und genau zuhören, wie die somatischen Krankheitsbedrohungen, Ängste über Schmerz oder Verlust von Kontrolle, und andere Ängste, seitens der Patienten präsentiert werden. Dann wird es oft schon beim ersten Gespräch klar, wo die Hauptprobleme der Krankheit oder Krankheitsbewältigung liegen und welche Hauptparameter als erste Fokusse für therapeutische Interventionen gewählt werden müssen. Wenn Patienten sich nicht bedroht erleben und frei über ihre Krankheitsprobleme sprechen können, fühlen sie sich häufig erleichtert und möchten Gespräche fortsetzen, um weiter über ihre Krankheitsprobleme und Ängste reden zu können.

Wenn Widerstände massiv sind und die Patienten überhaupt nicht reden möchten, kann der/die Therapeut/in diese Widerstände in milder Weise interpretieren, indem er/sie den Patienten wissen läßt, daß man voll und ganz verstanden hat, daß die Patienten zu diesem Zeitpunkt nicht sprechen möchten; dann ist es weiser, nach einigen Stunden – oder am nächsten Tag – darauf zurückzukommen, um festzustellen, daß die Patienten dann – auch weil sie sich ein bißchen schuldig fühlen – doch viel leichter erreichbar sind. Sollte das nicht der Fall sein, kann man dann zwischen 2 Zugängen wählen: 1) nicht weiter intervenieren, aber sich damit begnügen, daß ein positives Angebot im Raum steht, so daß die Patienten zu einem späteren Zeitpunkt von diesem Angebot Gebrauch machen können; 2) über ganz konkrete und für die Patienten wichtige Lebensaspekte reden, z. B. über ihre Wohnung oder ihr Haus, ihre Arbeitsstelle, und über konkrete krankheitsbezogene Themen. Diese Themen sind fast alle von symbolischer Bedeutung und sollen nicht interpretiert werden. Sie geben aber wichtige Hinweise für die Therapeuten. Glücklicherweise sind große Widerstände recht selten.

Der Therapeut muß immer genau dort beginnen, wo der/die Patient/in ist, mit dem Material, mit dem die Patienten sich gerade jetzt intensiv beschäftigen. Das handelt sich fast immer um ihre Krankheit und deren Symptome. Trotzdem sollte schon in einem der ersten Gespräche durchsickern, welche Konsequenzen für ihr eigenes Leben und für die ihnen nahestehenden Personen sich ergeben und welche interpersonellen und Lebensängste sich mit ihren Krankheitsbedrohungen verzweigen. Diese Bedrohungen sind oft mit Angst verbunden, daß gewisse zwischenmenschliche Verhältnisse, z. B. Kontrolle von Mitmenschen oder Geliebtsein oder Verantwortungsgefühle, durch die Krankheit zerstört oder verändert werden können. Wenn sie an diesen Punkt kommen, sind die Patienten dann schon in aktiver psychotherapeutischer Behandlung und bereits dabei, ihre eigenen Probleme, jedenfalls teilweise, zu lösen.

Individualtherapie, Familientherapie, oder eine Kombination von beiden?

Die gewählte psychotherapeutische Modalität hängt von mehreren Faktoren ab, von Faktoren, die sowohl mit dem Krankheitsstatus als auch mit der Verfügbarkeit der Familienmitglieder in Zusammenhang stehen. Wo die Patienten stationär sind, z. B. bei der Einweisung ins Krankenhaus für eine Operation, Bestrahlung oder Chemotherapie, ist ein Individualkontakt fast immer notwendig, bevor man Familienkontakte herstellt. Signifikante Familienmitglieder kommen auch öfter zu Besuch und können dann in Gesprächen mitwirken, bereits in der Initialphase. Die Familienmitglieder sind oft sehr dankbar, daß sie während des Gesprächs mit dem Arzt nicht aus dem Krankenzimmer geschickt werden. So kann man fast immer einen spontanen Familienkontakt im Krankenhaus etablieren. Die stationären Patienten haben fast immer das Bedürfnis, allein mit dem Therapeuten zu sprechen, um zuerst nachzuprüfen, ob sie überhaupt über ihre Ängste und Probleme sprechen dürfen, bevor sie es wagen, solche Themen mit ihren Familienmit-

gliedern zu besprechen. Einige Patienten bedürfen übrigens dringend einer individuellen Zuwendung während ihres Krankenhausaufenthalts; auch wenn Familienkontakte parallel laufen und sich positiv entwickeln. Die korrekte Haltung
der meisten Familientherapeuten, daß man nicht mit den einzelnen Patienten
individuell arbeiten darf, wenn sie in Familientherapie sind, hält doch nicht stand
bei schwerkranken somatischen Patienten, die häufig therapeutische Hilfe brauchen zu Zeitpunkten, wo die Familien nicht zur Verfügung stehen, z. B. während
des Arbeitstages, wo Familienmitglieder beschäftigt sind und wirklich nicht kommen können; und auch wegen ganz individueller und selbstbezogener somatischer
Probleme, so wie z. B. ein Anus praeter oder eine Amputation, wo sowohl intra-
wie auch interpersonelle Konsequenzen für unsere Patienten folgen.

Wenn die allertiefsten, selbstbezogenen und regressiven Ängste erst individuell
besprochen werden können, ist es oft ein Vorteil für die folgenden Familiensitzungen, die sonst von einem erstarrenden Fokus auf die konkreten somatischen
Behandlungsparameter verbleiben können. Trotzdem ist die Regel, daß – wo
überhaupt möglich – alle Familienmitglieder so früh wie möglich, auch während
des Krankenhausaufenthalts, mit den Patienten an Familiensitzungen teilnehmen
sollten, entweder im Patientenzimmer, oder – bei Patienten, die ambulant sind –,
in anderen geeigneten Räumen im Krankenhaus.

Nachdem die Patienten ihre allerintensivsten somatischen Behandlungen
durchgestanden haben, z. B. Intensivstation, schlecht vertragene Chemotherapie
usw., können alle Familienmitglieder mit den Patienten gemeinsam an Sitzungen
teilnehmen, auch Kinder und Jugendliche. Oft ist es viel schlimmer und schwieriger für Kinder, Phantasien über die Krankheiten älterer Familienmitglieder zu
verkraften, als real mit diesen Familienmitgliedern konfrontiert zu werden, wobei
sichtbar wird, daß sie immer noch da sind und sich auch äußerlich (in vielen
Fällen) nicht sehr verändert haben im Vergleich zur Zeit vor ihrer Krankheit.

Für stationär aufgenommene Patienten befürworten wir deshalb eine Kombination von Einzel- und Familienkontakten, so verteilt, daß die optimale Nutzung
von Familienmitwirkung gesichert ist, aber auch so, daß die psychologischen
Bedürfnisse während des stationären Aufenthalts nicht versäumt werden. Wenn
die Patienten dann nach Hause entlassen und weiterbehandelt werden, ist es am
günstigsten, die ambulanten therapeutischen Begegnungen immer mit den Familien durchzuführen. Selbstverständlich gibt es bei spezifischen Familiensituatio-
nen Ausnahmen; z. B. wenn eine Scheidung gerade durchgeführt wurde und der
frühere Ehepartner jetzt, wegen geographischer Trennung, nur mit großen
Schwierigkeiten an der Therapie teilnehmen könnte, wäre es möglich, auf seine
Mitwirkung zu verzichten und mit anderen Familienmitgliedern zu arbeiten.
Trotzdem wäre es auch in diesem Falle hilfreich, daß der geschiedene Ehepartner
im Familienkreis mitarbeitet.

Bei älteren Personen, wo die meisten Familienmitglieder schon gestorben sind
oder deren Kinder sich in einem anderen Teil der Welt aufhalten, ist es wohl
forciert zu insistieren, daß Familien ebenfalls bei den Gesprächen dabeisein sollen. Hier wird es wichtiger, andere signifikante Personen, die für unsere Patienten
eine Rolle spielen, mitzuerwähnen.

Mit „Familien" meinen wir so nicht nur die Nuklearfamilie, also Eltern, Ehepartner, Geschwister und Kinder, sondern auch Bezugspersonen, die für das

Familiensystem hochsignifikant sind. Weil die meisten Patienten älter sind, kommen oft die Geschwister, der Ehepartner und die Kinder in Frage; bei Kindern selbstverständlich die Eltern, die Großeltern und die Geschwister.

Während der stationären Phase darf man nicht zu rigoros sein in bezug darauf, welche Familienmitglieder mitarbeiten. Oft haben sie es so eingeteilt, daß die verschiedenen Familienmitglieder zu alternativen Zeitpunkten die Patienten besuchen, und hier ist es möglich, mit verschiedenen Familienkonstellationen zu arbeiten. Trotzdem ist es wichtig, eine wiederholte Abwesenheit von bestimmten Familienmitgliedern nicht zu akzeptieren, da diese abwesenden Mitglieder dynamisch gesehen häufig die allerwichtigsten sind und deshalb wegbleiben, weil Konflikte für sie zu bedrohlich sind.

In der Familientherapie mit Krebspatienten versuchen wir, den zentrifugalen und verdrängenden Aspekten entgegenzuwirken. Wir versuchen, neue Objektbeziehungen zwischen Familienmitgliedern zu verstärken. Gelingt es, eine erstarrte Familienstruktur zu lösen, die sonst eine Weiterentwicklung seitens des Krebskranken blockiert, eröffnen wir neue Möglichkeiten für Veränderung, nicht nur der Patientenrolle innerhalb der Familie, sondern auch des Krankheitsbildes durch eine Verstärkung des Immunwiderstandes, verbunden mit einer Neugestaltung des Lebens. Die therapeutischen Ziele sind mit Befreiung, Erlösung und einer mit Freude empfundenen Zielsetzung und Weiterentwicklung unserer Patienten verbunden. Das gilt auch, wo wir gegen Konvention und soziale Anpassung wirken müssen.

Literatur

Bahnson CB (1967) Psychiatrisch-psychologische Aspekte bei Krebspatienten. Bergmann, München, S 536–550. Proc. 73 Convent. of the German Soc. for Internal Med.

Bahnson CB (1984) Psychologisch aspects of Cancer. In: Pilch YH, Gupta TK (eds) Surgical Oncology. McGraw-Hill, New York, pp 231–253

Greer S, Morris T (1975) Psychological attributes of women who develop breast cancer. A controlled study. J Psychosom Res 19:147–153

Kanner L (1972) Hypochondriasis and psychosomatic process. In: Kanner L (ed) Child psychiatry. Thomas, Springfield/IL, pp 598–607

Kiecolt-Glaser JK, Glaser R (1989) Interpersonal relationships and immune function. In: Carstensen, Neale (eds) Mechanisms of psychological influence on physical health. Plenum, New York, pp 43–59

Kissen DM (1967) Psychosocial factors, personality and lung cancer in men aged 55–64. Br J Med Psychol 40:29–43

Pert C (1989) Aids as a neuroimmune disorder: Clinical results of peptide T, a rationally designed, non-toxic therapy for Aids. Vortrag, 1989, PNI, Internationales Symposium, Med. Hochschule Hannover, 14.–16. 09. 1989

Pert C, Hill JM, Ruff MR, Berman RM et al. (1986) Octapeptides deduced from the neuropeptide receptor-like pattern of antigen T_4 in brain potentially inhibit human immunodeficiency virus receptor binding and T-cell infectivity. Proc Nat Acad Sci 83:9254–9258

Reznikoff M (1955) Psychological factors in breast cancer. Psychosom Med 17:96–108

Die Tagesklinik als Modell übergreifender Versorgung Krebskranker

M. Beutel, A. Sellschopp, G. Henrich, U. Fink

Die verlängerte Lebenszeit Krebskranker, verbunden mit z. T. erheblichen Belastungen durch intensive therapeutische Maßnahmen hat die Aufmerksamkeit und das Interesse für die langfristigen psychosozialen Belastungen der Kranken und ihres Umfeldes geweckt. In diesem Zusammenhang wird die regelmäßige Einbeziehung von Partnern bzw. Angehörigen Krebskranker oft gefordert. Es liegen aber hierzu nur wenig empirische Befunde vor (Northouse 1988). Gerade durch langfristige Hospitalisierung tritt häufig eine erhebliche Belastung für das soziale Umfeld ein, in vielen Fällen auch eine Entfremdung zwischen dem Kranken und seinen Angehörigen. Die nach wie vor bestehende Unsicherheit und Ambivalenz im medizinischen Versorgungssystem gegenüber der Einbeziehung Angehöriger kann sich beispielsweise in einer einseitigen Aufklärungspraxis oder auch in einer mangelnden Einbeziehung naher Bezugspersonen ausdrücken. Gerade am Übergang von stationärer zu ambulanter Behandlung zeigt sich in vielen Familien eine erhebliche Unsicherheit in Fragen der Lebensführung und im Umgang mit dem erkrankten Mitglied, zu einem Zeitpunkt also, zu dem der Schutz durch die Klinik entfällt.

An einigen Orten wird versucht, zusätzlich zur medizinischen Versorgung eine psychologische oder psychotherapeutische Betreuung, zumeist vorwiegend auf Konsiliarbasis, anzubieten. Diese beschränkt sich allerdings auf die Betreuung in irgendeiner Weise „auffällig" gewordener Patienten in der Phase der stationären Primärtherapie.

Wir möchten im folgenden zunächst exemplarisch Behandlungssetting und Versorgungsansatz unseres Modellprojekts „Tagesklinik" vorstellen. Aufgrund einer Vorauswertung an 99 Patienten wird anschließend familiäre Unterstützung und Belastung aus der Sicht der Betroffenen kurz beschrieben, um danach Bedingungen und Inanspruchnahme psychosozialer Hilfen aus der Sicht von Patienten und Therapeuten darzustellen. Abschließend werden Schlußfolgerungen für die Versorgungspraxis gezogen.

Behandlungssetting und Versorgungsangebot

Die Idee für das Münchner Tagesklinikmodell geht auf ein ähnliches Projekt am Memorial Sloan Kettering Cancer Center (MSKCC) in New York zurück.

In dieser 12-Betten-Modellstation wurden ambulant z. T. hochtoxische chemo- und immuntherapeutische Behandlungen mit einer Dauer von jeweils 4–8 h durchgeführt. Ein wichtiges Zugangskriterium für Patienten war die Verfügbarkeit einer Bezugsperson, die den Betroffenen in der häuslichen Versorgung unterstützen konnte. Die medizinische Behandlung wurde durch eine spezifische individuelle Beratung im Hinblick auf die Selbstversorgung und den Umgang mit den häufig erst zu Hause auftretenden Nebenwirkungen ergänzt. In einer Untersuchung an 442 Krebskranken, die zufällig der Tagesklinik oder einer stationären Behandlung zugewiesen wurden, gab es, wie vorhergesagt, keine Unterschiede zwischen ambulanter und stationärer Behandlung im medizinischen Verlauf. Zum Teil konträr zu den Hypothesen waren jedoch auch keine Unterschiede hinsichtlich Nebenwirkungen, Lebensqualität und familiärer Belastung festzustellen. Es zeigte sich aber eine durchgängig höhere Behandlungszufriedenheit in der Tagesklinik und eine gute Akzeptanz der Einrichtung unter den Onkologen des Tumorzentrums (Mor et al. 1988).

Den Hauptanstoß für die amerikanische Studie hatten Kostenüberlegungen gegeben; es ging daher darum, die Gleichwertigkeit und Verträglichkeit der chemotherapeutischen Behandlung in dem erheblich billigeren Tageskliniksetting nachzuweisen. In unserem Tagesklinikmodell hingegen versuchen wir systematisch und frühzeitig, auftretende psychosoziale Belastungen von Patienten und ihrem sozialen Umfeld zu erkennen und durch ein differenziertes Therapieangebot Selbsthilferessourcen der Betroffenen und ihres sozialen Umfeldes zu stärken und so Hilfestellung zur Überwindung dieser Belastung zu geben. Den ökonomischen Bedingungen und Folgen einer tagesklinischen Behandlung soll in einer eigenen Begleituntersuchung nachgegangen werden.

Einen Überblick über die Einbindung der Tagesklinik in das Klinikum rechts der Isar gibt Abb. 1.

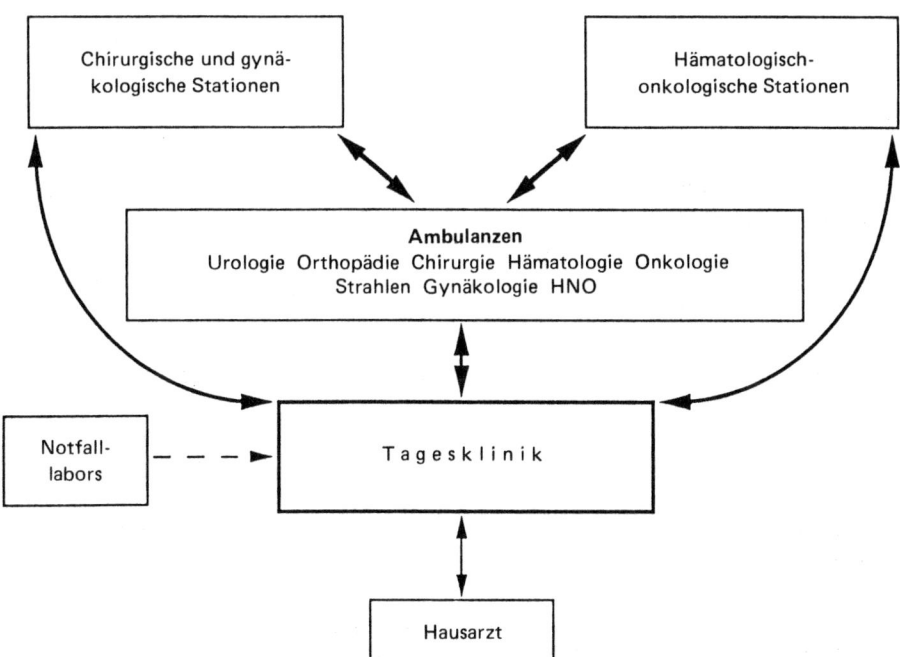

Abb. 1. Einbindung der Tagesklinik in das Klinikum rechts der Isar

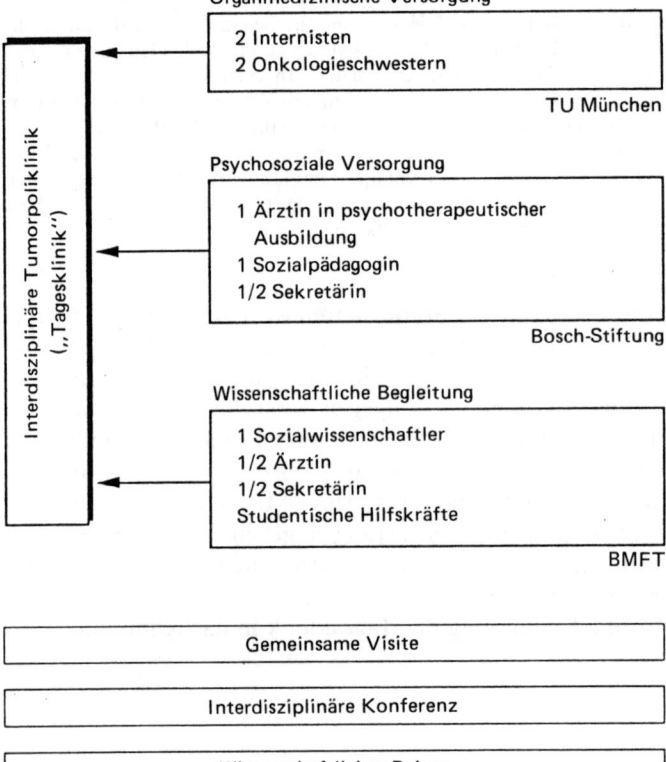

Organmedizinische Versorgung

> 2 Internisten
> 2 Onkologieschwestern

TU München

Psychosoziale Versorgung

> 1 Ärztin in psychotherapeutischer
>   Ausbildung
> 1 Sozialpädagogin
> 1/2 Sekretärin

Bosch-Stiftung

Wissenschaftliche Begleitung

> 1 Sozialwissenschaftler
> 1/2 Ärztin
> 1/2 Sekretärin
> Studentische Hilfskräfte

BMFT

Interdisziplinäre Tumorpoliklinik ("Tagesklinik")

Gemeinsame Visite

Interdisziplinäre Konferenz

Wissenschaftlicher Beirat

Abb. 2. Personelle Ausstattung der Tagesklinik

Es handelt sich um ein interdisziplinäres Versorgungsmodell, in dem Patienten vorwiegend aus den hämatologischen, chirurgischen und gynäkologischen Abteilungen ambulant chemotherapeutisch behandelt werden.

Die onkologische Behandlung wird vorwiegend durch die hämatologisch-onkologische Abteilung des Klinikums getragen, die psychosoziale Versorgung durch die Abteilung für Psychotherapie, medizinische Psychologie und Psychosomatik [1], ebenso wie die wissenschaftliche Begleitforschung (ausführlich Henrich et al., im Druck) [2]. Einen Überblick über die personelle Ausstattung der „Tagesklinik" gibt Abb. 2.

Voraussetzung für eine integrative Versorgung ist eine enge Kooperation zwischen Onkologen und Mitarbeiterinnen der psychosozialen Versorgung, die auf informellem Wege (begünstigt durch die enge räumliche Nachbarschaft) und auf formellem Wege (etwa in Form von gemeinsamer Visite und Konferenzen) stattfindet.

---
[1] Gefördert mit Mitteln der Robert-Bosch-Stiftung, Stuttgart unter Mitarbeit von Frau Dr. med. K. Schanzer und Frau A. Hefele, Dipl.-Soz. Päd.
[2] Gefördert durch das Bundesministerium für Forschung und Technologie im Forschungsverbund „Behandlungsintegrierte Rehabilitation".

Ziele der tagesklinischen Versorgung betreffen insbesondere:

- personelle Kontinuität am Übergang zwischen stationärer und ambulanter Versorgung,
- systematische Einbeziehung von Angehörigen und nahen Bezugspersonen der Betroffenen,
- Förderung des Selbsthilfepotentials durch Begünstigung gemeinsamer Information, emotionaler Kommunikation und Austausch und Förderung des Erwerbs von Bewältigungsfertigkeiten durch Kontakt mit anderen Patienten und ihren Familien,
- gezielte sozialrechtliche Beratung und praktische Hilfen bei spezifischen Problemsituationen,
- enger Austausch, Information und Sensibilisierung des medizinischen Personals in bezug auf Bedürfnisse und Probleme der betroffenen Familien.

Die Aufnahme eines Patienten in die Tagesklinik setzt einen für die ambulante Chemotherapie ausreichenden Allgemeinzustand und die erforderliche Kooperationsbereitschaft voraus. Jeder Patient wird unmittelbar im Anschluß an das Aufnahmegespräch mit dem Onkologen von einem Mitarbeiter des psychosozialen Teams zu einem Erstgespräch gebeten, das neben dem gegenseitigen Kennenlernen und der Vorstellung unseres Versorgungsangebots der ersten Datenerhebung dient. Am Ende des Gesprächs wird versucht, einen Termin für ein Paar- oder Familiengespräch zu vereinbaren, was bei etwa der Hälfte der Betroffenen möglich ist. Ärztin und Sozialarbeiterin stehen dann im Verlauf der Behandlung in der Tagesklinik jedem Patienten und Angehörigen nach Bedarf für weitere Gespräche zur Verfügung.

Konzeptionell liegt der Schwerpunkt weniger auf den üblicherweise praktizierten Einzelberatungen und -behandlungen. Vielmehr sollten Patienten systematisch bei den Aufgaben unterstützt werden, die sich in der ambulanten Behandlung und in der Fortführung in die häusliche Versorgung in sozialrechtlicher und lebenspraktischer Hinsicht stellen (im Sinne einer instrumentellen Unterstützung). Zum anderen sollten Interventionen gefunden werden, die möglichst auch Partner oder Angehörige einbeziehen. Wo dies nicht möglich oder gewünscht ist, wurde von uns der Akzent eher auf gruppentherapeutische Angebote gelegt.

Soziale Integration, familiäre Belastung und Unterstützung

In der Planungsphase des begleitenden Forschungsprojekts, den ersten 18 Monaten der tagesklinischen Behandlung, wurden insgesamt 190 Patienten aufgenommen; für 99 sukzessive Patienten stehen ausführliche Daten aus dem Erstinterview zur Verfügung, für 52 von diesen zusätzlich Daten aus einem ausführlichen Patientenfragebogen.

Einen Überblick über soziodemographische und Erkrankungsdaten der 99 Patienten mit Erstinterview und/oder Patientenfragebogen geben Tabellen 1 und 2.

Das Durchschnittsalter betrug ca. 53 Jahre, wobei die Männer etwas älter waren als die Frauen. Frauen waren mit 60 % der Patienten in der Mehrzahl. Gut zwei Drittel waren zum Zeitpunkt der Erhebung verheiratet; etwa ebenso viele hatten ein

Tabelle 1. Patienten der Tagesklinik: soziodemographische Daten (n = 99)

Alter		Männer	Frauen
Mittelwert	53,7 Jahre	56,5 Jahre	52,0 Jahre
Streuung	12,4 Jahre	13,7 Jahre	11,2 Jahre
Streubreite	25 – 78 Jahre		

	n	[%]		n	[%]
Geschlecht			Kinderzahl		
Männer	39	39	keine	28	29
Frauen	61	61	1	35	36
			2	21	22
Familienstand			3 und mehr	13	13
ledig	10	10			
verheiratet	67	68	Schulbildung[a]		
geschieden	11	11	Hauptschule	21	42
verwitwet	10	10	mittlere Reife	18	36
			höhere Schulbildung	11	22
Wohnsituation					
allein	17	17	Berufliche Situation		
mit Partner	47	47	berufstätig	17	17
mit Partner und Kindern	29	29	Hausfrau	17	17
mit anderen	4	4	berentet	29	30
			krankgeschrieben	25	25

Tabelle 2. Patienten der Tagesklinik: Daten zur Erkrankung (n = 99)

Dauer der Erkrankung	
Mittelwert	24,6 Monate
Streuung	29,8 Monate
Streubreite	1 – 99 Monate

	n	[%]		n	[%]
Vorbehandlung(en)			Starke Nebenwirkungen		
keine	10	10	ja	42	48
Operation	75	76	nein	46	52
Chemotherapie	54	55			
Strahlentherapie	29	29	Andere chronische Erkrankung		
Hormontherapie	2	2	ja	14	14
alternative Therapie	2	3	nein	85	86

Gesundheitliche Verfassung[a]		
Volle Aktivität, normales Leben möglich	6	12
Eingeschränkte Aktivität, aber noch leichte Arbeit möglich	14	28
Selbstversorgung möglich aber nicht arbeitsfähig; muß mich weniger als 50 % der Tageszeit hinlegen/ruhen; nicht bettlägerig	25	49
Selbstversorgung sehr eingeschränkt; mehr als 50 % der Tageszeit ruhebedürftig (Bett/Sessel); Pflege/Hilfe notwendig	6	12
Bettlägerig und völlig pflegebedürftig	0	0

[a] Daten aus dem Patientenfragebogen (n = 52).

oder mehrere Kinder. Immerhin 23 % gaben an, keinen festen Partner zu haben. Die Mehrzahl (55 %) war bei der Aufnahme krankgeschrieben oder berentet. Es handelt sich, bezieht man die Krankheitsdaten mit ein, v. a. um Patienten, die in fortgeschrittenen Krankheitsstadien (ca. 70 % Metastasierung) mit deutlich funktionellen Einschränkungen seit längerer Zeit krank waren, fast alle Vorbehandlungen hatten und zuvor bereits zur Hälfte starke Nebenwirkungen erlebt hatten. In dem breiten Spektrum an behandelten Krebserkrankungen stehen Mamma- und kolorektorale Karzinome deutlich im Vordergrund.

Einen Überblick über familiäre Unterstützung und Belastungen gibt die folgende Übersicht.

Familiäre Unterstützung und Belastungen (80 ≤ n ≤ 97)

Welche Menschen helfen Ihnen am meisten, mit der Krankheit zurechtzukommen?

Partner	75,8 %
Kind(er)	33,3 %
andere Familienangehörige	15,2 %
Menschen außerhalb der Familie	23,2 %

Wie stark belastet Ihre Erkrankung die Familie?

gar nicht	1,1 %
etwas	17,9 %
ziemlich	47,7 %
stark	26,3 %
sehr stark	7,4 %

Wer in der Familie ist besonders belastet?

Partner	80,0 %
Kind(er)	12,5 %
andere	5,0 %

Können Sie über die Belastung in der Familie sprechen?

ja, über alles	45,8 %
nein, nicht über alles	54,2 %

Erleichtert es Ihnen Ihre Familie, mit der Erkrankung zurechtzukommen?

ja	90,5 %
nein	9,5 %

Gibt es auch positive Veränderungen in der Familie durch die Erkrankung?

ja	20,6 %
nein	79,4 %

Weitaus am häufigsten wird der Partner als wichtigste Hilfsperson bei der Bewältigung der Erkrankung angegeben, erscheint aber andererseits auch am meisten belastet. Insgesamt wird die Belastung der Erkrankung für die Familie als erheblich eingeschätzt. Interessant ist, daß eine Mehrheit angibt, nicht über alle Belastungen in der Familie sprechen zu können. Lediglich eine kleine Minderheit berichtet, daß die Familie ihr es nicht erleichtere, mit der Erkrankung zurechtzukommen. Immerhin ca. 20 % berichten auch positive Veränderungen in der Familie infolge der Erkrankung.

Betrachtet man die signifikanten Zusammenhänge zwischen sozialer Unterstützung, Informiertheit und Adaptation, so bestätigt sich unsere Hypothese, daß das *Zusammenleben mit einem Partner* ein wichtiger Faktor ist in bezug auf Hoffnung für die Chemotherapie, weniger Angst und längere Vorausplanung. Förderlich für die Bewältigung der Krankheit, Alltagsprobleme sowie für eine bessere Befindlichkeit erscheint eine *vertrauensvolle Beziehung* auch *außerhalb der Familie,* bei der es sich auch um die Beziehung zum Arzt handeln kann (s. Übersicht).

Zum Zusammenhang zwischen sozialer Unterstützung, Informiertheit und psychosozialer Adaptation

„Mit Partner zusammenlebend" geht einher mit ...

... mehr Hoffnung in bezug auf die Chemotherapie.	$(\chi^2 = 19,81^{***}; \mathrm{df} = 4)$
... weniger Angst vor Nebenwirkungen der Chemotherapie.	$(\chi^2 = 9,60^{*}; \mathrm{df} = 4)$
... längerer Vorausplanung/Lebensperspektive.	$(\chi^2 = 5,04^{*}; \mathrm{df} = 1)$

„Vertrauensvolle Beziehung außerhalb der Familie" geht einher mit ...

... insgesamt besserer Krankheitsbewältigung.	$(t = 2,88^{*}; \mathrm{df} = 90)$
... geringeren Problemen im Alltag.	$(t = 2,52^{*}; \mathrm{df} = 90)$
... besserer Befindlichkeit.	$(\chi^2 = 10,20^{*}; \mathrm{df} = 3)$
... längerer Vorausplanung/Lebensperspektive.	$(\chi^2 = 8,34^{*}; \mathrm{df} = 3)$

„Sprechen über Belastungen" geht einher mit ...

... positiver Veränderung in der Beziehung zum Partner.	$(\chi^2 = 5,72^{*}; \mathrm{df} = 1)$
... längerer Vorausplanung/Lebensperspektive.	$(\chi^2 = 8,40^{*}; \mathrm{df} = 3)$
... besserer Befindlichkeit.	$(\chi^2 = 13,60^{**}; \mathrm{df} = 3)$

„Gut über die Chemotherapie informiert sein" geht einher mit ...

... positiver Veränderung in der Beziehung zum Partner.	$(\chi^2 = 5,97^{*}; \mathrm{df} = 2)$
... mehr Hoffnung in bezug auf die Chemotherapie.	$(\chi^2 = 23,24^{*}; \mathrm{df} = 8)$
... größerer Zufriedenheit mit der Situation.	$(\chi^2 = 9,46^{**}; \mathrm{df} = 4)$

* $p < 0,05$; ** $p < 0,01$; *** $p < 0,001$.

Eine hohe Bereitschaft, über Belastungen zu sprechen, korreliert mit positiver Veränderung der Beziehung zum Partner, längerer Vorausplanung und besserem psychischen Gesamtbefinden. Interessant ist, daß eine gute bis sehr gute (subjektiv eingeschätzte) *Informiertheit* über die Chemotherapie mit größerer Hoffnung, positiver Veränderung in der Partnerschaft und größerer Zufriedenheit mit der Situation einhergeht.

Bedarf und Inanspruchnahme psychosozialer Hilfen

Eine Übersicht über Patientenwünsche bezüglich verschiedener Hilfen bei der Aufnahme in die Tagesklinik zeigt Abb. 3.

Obgleich zusätzliche Sachinformation den höchsten Stellenwert einnimmt, zeigt sich ein deutlicher Wunsch nach Besprechen seelischer Probleme, z. B. in Gesprächsgruppen und Selbsthilfegruppen, ausgeprägter als nach sozialrechtlicher Beratung und zusätzlicher pflegerischer Betreuung.

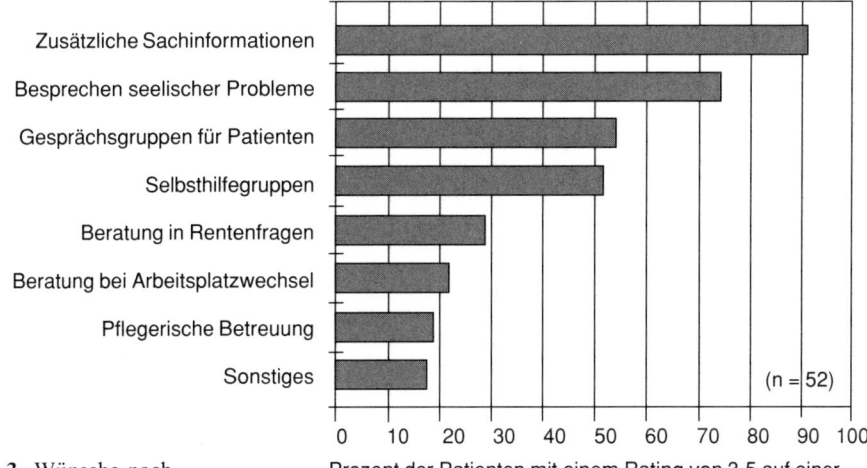

Abb. 3. Wünsche nach Unterstützung aus Patientensicht

Prozent der Patienten mit einem Rating von 3-5 auf einer 5stufigen Skala

	Der Patient	
	bedarf ...	ist motiviert ...
Einzelgespräche	27%	10%
Paargespräche	51%	25%
Gruppenteilnahme	33%	24%
Sozialarbeit	24%	28%

Tabelle 3. Bedarf und Motivation für psychosoziale Hilfen aus der Sicht des Erstinterviewers (n = 99; die Prozentangaben beziehen sich auf die Werte 4–5 einer 5stufigen Ratingskala)

Eine Übersicht über Bedarf und Motivation des Patienten in bezug auf Einzel-, Paargespräche, Gruppenteilnahme und Sozialarbeit zeigt Tabelle 3 (aus der Sicht des Therapeuten).

Hierbei zeigt sich – mit Ausnahme der Sozialarbeit – eine erhebliche Diskrepanz zwischen Bedarfs- und Motivationseinschätzungen. Daß die Bedarfseinschätzung so hoch liegt, dürfte auch mit der beschriebenen, fortgeschrittenen Erkrankung und den erheblichen psychosozialen Belastungen der Patienten zusammenhängen. Obgleich aufgrund der unterschiedlichen Kategorien nur z. T. vergleichbar, zeigt sich auffallenderweise wenig Zusammenhang zwischen Bedarfs- und Motivationseinschätzung aus Sicht der Therapeuten und Wünschen nach Hilfe durch die Patienten. Ein deutlicher Zusammenhang zeigt sich lediglich zwischen der Einschätzung der Motivation für Gruppenteilnahme mit dem Wunsch der Patienten nach Patientengruppen und nach Selbsthilfegruppen (jeweils $r = 0,31$; $p < 0,05$) sowie mit dem Wunsch nach Besprechen seelischer Probleme ($r = 0,30$; $p < 0,05$).

Wir versuchten herauszufinden, welche Patientenvariablen die jeweilige Indikationsstellung für Einzelgespräche, Gruppenteilnahme, sozialarbeiterische Hilfe und Paar- und Familiengespräche bestimmten. In den folgenden Übersichten sind Indikationskriterien für Einzelgespräche, für Paar- und Familiengespräche, Gruppenteilnahme und sozialrechtliche Beratung dargestellt.

Indikationskriterien für Einzelgespräche

Der Patient braucht in folgenden Fällen Einzelgespräche:

1. *Psychisches Befinden*
- mehr Zukunftsängste $(t = 3,65{***}; df = 89)$
- mehr Hoffnung auf Chemotherapie $(F = 5,54{***}; df = 4,90)$
- mehr Angst vor Nebenwirkungen $(F = 6,05{***}; df = 4,89)$
- eher unzufrieden mit Arbeitssituation $(F = 12,9{***}; df = 2,88)$
- psychisches Gesamtbefinden schlecht $(F = 22,5{***}; df = 3,88)$

2. *Bewältigungsressourcen*
- wenig Vorausplanung $(F = 5,70{***}; df = 3,76)$
- Lebenseinstellung nicht zur Bewältigung hilft $(t = 2,20*; df = 86)$
- weiterer Verlauf nach Zufall attribuiert $(F = 4,73*; df = 2,65)$
- schwer, Hilfe in Anspruch zu nehmen $(t = 1,98*; df = 91)$
- weniger gut über Chemotherapie informiert $(F = 6,28{**}; df = 2,91)$

3. *Soziale Ressourcen*
- niemand außerhalb Familie für offenes Gespräch $(t = 2,21*; df = 90)$
- nur teilweise über Belastungen gesprochen wird $(t = 3,06{**}; df = 90)$

4. *Krankheitserfahrung*
- starke Nebenwirkungen in Vorbehandlung $(t = 2,54*; df = 82)$
- Erkrankungen bei engem Freundes- und Verwandtenkreis miterlebt $(t = 2,55*; df = 93)$

* $p < 0,05$; ** $p < 0,01$; *** $p < 0,001$.

Indikationskriterien für Paargespräche, Gruppenteilnahme und sozialarbeiterische Hilfe

Der Patient braucht Paargespräche, wenn
- der Partner besonders belastet ist $(t = 4,61{***}; df = 75)$
- die Familie sehr stark belastet ist $(F = 2,80*; df = 3,78)$
- der Partner am meisten hilft $(t = -4,74{***}; df = 93)$
- niermand außerhalb für offenes Gespräch da ist $(t = 2,27*; df = 90)$
- Hausarbeit nicht mehr wie früher bewältigbar ist $(t = 2,81{**}; df = 46)$

Der Patient braucht Gruppengespräche, wenn
- mehr Zukunftsangst besteht $(t = 2,90{**}; df = 89)$
- mehr Angst vor Nebenwirkungen besteht $(F = 4,00{**}; df = 4,89)$
- das psychische Gesamtbefinden schlecht ist $(F = -3,00*; df = 3,88)$
- größerer Wunsch nach Veränderung der Lebensführung besteht $(F = 3,85*; df = 2,90)$
- ledig/geschieden ist oder getrennt lebt $(F = 4,71{**}; df = 3,90)$

Der Patient braucht sozialarbeiterische Hilfe, wenn
- mehr Zukunftsängste bestehen $(t = 2,79{**}; df = 89)$
- mehr Belastung in der Familie besteht $(F = 3,60*; df = 3,87)$
- mehr Angst vor Nebenwirkungen besteht $(F = 3,20*; df = 4,89)$
- er mit Kindern zusammenlebt $(t = -2,12*; df = 91)$
- er finanzielle Probleme hat $(t = 3,57{***}; df = 91)$

* $p < 0,05$; ** $p < 0,01$; *** $p < 0,001$.

So wurde der *Bedarf für Einzelgespräche* dann hoch eingeschätzt, wenn das psychische Befinden beeinträchtigt war, personale und soziale Bewältigungsressourcen als defizitär eingeschätzt wurden, starke Nebenwirkungen in der Vorbehandlung bzw. Krebserkrankungen im engen Freundes- und Bekanntenkreis erlebt worden waren.

Weniger differenzierte Zusammenhänge zwischen den untersuchten Variablen und den Indikationskriterien fanden wir für die anderen Behandlungsformen. Interessanterweise ergibt die Übersicht über Indikationskriterien für *Paargespräche,* daß diese offenbar dann als besonders angezeigt angesehen werden, wenn eine hohe familiäre Belastung besteht, der Partner am meisten hilft, aber niemand außerhalb für ein offenes Gespräch zur Verfügung steht und die häuslichen Rollen nicht mehr wie früher auszuführen sind, insgesamt also eher ein Indikator familiärer Überbelastung ohne Kompensationsmöglichkeiten. Die Indikationen für *Gruppenteilnahme* hingegen deuten eher auf Merkmale von Befindensbeeinträchtigung und sozialer Isolation, auch auf den Wunsch nach Veränderung der Lebensführung. *Sozialarbeiterische Hilfe* wird dann als dringlich angesehen, wenn die Betroffenen mit Kindern zusammenleben und wenn neben psychosozialen Beeinträchtigungen finanzielle Probleme bestehen.

Eine Übersicht über die Inanspruchnahme unseres Versorgungsangebots (Stand: Dezember 1988) gibt Tabelle 4.

Neben den beschriebenen Behandlungsmaßnahmen ergibt sich ein zusätzlicher und substantieller Anteil *konsiliarischer* Versorgung. Hierunter verstehen wir Patienten, die der Tagesklinik über kooperierende Nachbarabteilungen (insbesondere Strahlentherapie, chirurgische Ambulanz, kooperierende internistische Stationen, Psychosomatische Poliklinik) zugewiesen werden.

Während wir ursprünglich vorgesehen hatten, bei allen Patienten mit Partner oder nahestehender Bezugsperson *Paar- oder Familiengespräche* zu führen, gelang dies nur bei einem knappen Drittel der Patienten. Dabei zeigte sich ein markanter Geschlechtseffekt: obgleich in der Gesamtstichprobe etwa nur 40% Männer sind, nahmen männliche Patienten signifikant häufiger an Paargesprächen teil (63%) als Patientinnen (37%, $\chi^2 = 10,7$; df = 1; p = 0,001). Partnerinnen

Tabelle 4. Inanspruchnahme des Versorgungsangebots „Tagesklinik" (n = 190)

		Tagesklinik	Konsil
Sozialrechtliche Beratung		190 (100%)	100
Paar- und Familiengespräche		46 (31%)[a]	
(Einzel-)Beratungsgespräche		33 (17%)	50
Entspannungsgruppen		11 (6%)	11
Gesprächsgruppen	Frauen	8	12
	Männer	3 (6%)	5
Familienwochenende	Patienten	21	17
	Partner	16 (19%)	14
Einzelpsychotherapie		12 (6%)	
Paarberatung und -therapie		9 (6%)[a]	

[a] Von den Patienten mit Partner (77% der Stichprobe).

von Patienten waren demnach weitaus häufiger für Paargespräche zu gewinnen als die Partner der Patientinnen. Gründe für die uns zunächst unerwartet niedrige Teilnahme liegen Gesprächen mit Patienten zufolge – neben der Vermeidung und dem Versuch, die Beziehung durch Verschweigen zu schützen –, vermutlich auch darin, daß es für viele Patienten neu und nur schwer vorstellbar ist, ihre Partner zu medizinischen und psychosozialen Behandlungen mitzubringen, und daß diese Form der offenen Kommunikation den gebräuchlichen familiären Bewältigungsstrategien in einigen Fällen sogar zuwiderläuft.

Hinzu kommt in einigen Fällen, daß die gesamte Familie in einem so erheblichen Maße belastet ist, daß jede weitere Aktivität als zusätzliche Belastung empfunden wird. Anfänglich war auch intendiert, die Kinder einzubeziehen. Dies erwies sich allerdings nur für Jugendliche, heranwachsende oder erwachsene Kinder in Einzelfällen als sinnvoll, wo es auch praktiziert wurde. In manchen Fällen kann es auch für die Partner wünschenswert sein, sich gemeinsam und von den Kindern abgegrenzt mit der Behandlung zu befassen.

In der Häufigkeit an dritter Stelle standen *Einzelberatungs*gespräche und *Kriseninterventionen,* die offenbar doch unverzichtbarer Bestandteil eines psychosozialen Versorgungsangebotes bleiben müssen.

Unter den *Gruppenangeboten* bestand großes Interesse an den erst im vergangenen Jahr eingeführten Entspannungsgruppen (in Anlehnung an das Bochumer Gesundheitsprogramm). Dabei handelt es sich eher um ein strukturiertes und übendes Verfahren, das dabei auch zur Eigenaktivität anregt, Selbstreflexion und Gespräch aber eher in einem strukturierten Rahmen stattfinden läßt. Daß *Frauen* leichter für die Teilnahme an Gesprächsgruppen zu motivieren sind, liegt vermutlich auch daran, daß Männer sich doch schwerer tun, sich bewußt und mit anderen mit persönlichen und belastenden Gefühlen auseinanderzusetzen.

Partner und Patienten berichteten in einer getrennten und anonymen Befragung eine hohe Zufriedenheit mit den bisherigen 3 Familienwochenenden bezüglich Erfahrungsaustausch, geselligen Kontakt und Information und empfanden es mehrheitlich als hilfreich, was sich auch häufig in wiederholter Teilnahme ausdrückte.

Längerfristige Einzelpsychotherapien wurden ebenso relativ selten durchgeführt wie wiederholte oder häufigere Paarberatungen und -therapien.

Schlußfolgerungen

Mit fortgeschrittener Erkrankung besteht eine erhebliche Belastung in den verschiedensten Lebensbereichen sowohl für die Krebskranken als auch für ihre Angehörigen. Partner und in vielen Fällen auch die Kinder sind zugleich die wichtigsten Hilfspersonen. Damit ist sicher auch die Gefahr der Überbelastung der familiären und sozialen Ressourcen Krebskranker gegeben. Als günstig erwies es sich in dieser Situation, wenn der Patient gut über die anstehende Behandlung informiert ist, es möglich ist, über die Belastungen offen zu sprechen und zumindest eine vertrauensvolle Beziehung außerhalb der Partnerschaft besteht.

Der integrierte onkologische und psychosomatische Behandlungsansatz in einer Tagesklinik hat sich aus unserer Sicht bewährt, um frühzeitig Belastungen zu erkennen und Interventionen zur Förderung des personalen und sozialen Selbsthilfepotentials zu entwickeln und anzubieten. Die hohen und differenzierten Bedarfseinschätzungen der Therapeuten und deutliche Wünsche der Patienten übersteigen jedoch deutlich die tatsächliche Inanspruchnahme der Hilfsangebote (mit Ausnahme der sozialrechtlichen Beratung), die überproportional von Patientinnen genutzt wurden (76%). Für die Bewertung und künftige Planung erscheint es wichtig, an größeren Fallzahlen genauer zu untersuchen, wie sich die Patienten und Familien, die die Hilfsangebote in Anspruch nahmen, von denen unterscheiden, die dies nicht tun. Tendenziell läßt sich feststellen, daß die Patienten, vermutlich auch aufgrund des vorangeschrittenen Krankheitsstadiums und partiell entgegen ihren eigenen Bedarfseinschätzungen, doch das Schwergewicht auf eher instrumentelle, praktische Hilfen, weniger auf Gespräch und Selbstreflexion legen.

Nicht unerwähnt sollte dabei auch das Problem bleiben, wie eine gute häusliche Versorgung und ggf. Pflege zu gewährleisten ist bzw. angesichts der begrenzten Lebenserwartung der Patienten, wie evtl. eine häusliche Sterbebegleitung der Hinterbliebenenberatung einzurichten ist. Hier stehen insbesondere Überlegungen an, wie der Kontakt mit dem weiterbehandelnden Hausarzt und eine Abstimmung mit ambulanten Sozialdiensten zu verbessern sind. Neben den unmittelbaren Wirkungen der Tagesklinik zeigt sich v. a. auch anhand der erheblichen Konsiliärtätigkeit ein deutlicher mittelbarer Effekt, indem psychosoziale Belange innerhalb des Klinikums auch in anderen Abteilungen vermehrt beachtet und diesbezüglich auch Initiativen zur verbesserten psychosozialen Versorgung angestoßen werden.

Literatur

Henrich G, Sellschopp A, Beutel M (im Druck) Verknüpfung von ambulanter und stationärer Behandlung durch Förderung der Beziehung zwischen Krebskranken und sozialem Umfeld im Rahmen einer onkologischen Tagesklinik. In: Koch U, Potreck-Rose F (Hrsg) Forschung zur Rehabilitation von Krebskranken. Springer, Berlin Heidelberg New York Tokyo
Mor V, Stalker MZ, Gralla G et al. (1988) Day hospital as an alternative to inpatient care for cancer patients: an random assignment trial. J Clin Epidemiol 41/8:771–785
Northouse LL (1988) In: Goldberg RJ (ed) Family issues in cancer care. Adv Psychosom Med 18:82–101

Die Schmerzen des Krebskranken – Beitrag zum Verständnis und zur Behandlung

S.O. Hoffmann, M. Bassler

Psychosomatische Aspekte der Schmerzbehandlung bei Krebspatienten basieren unmittelbar auf den Erkenntnissen über die Rolle psychischer Faktoren in der Entstehung und Behandlung von Schmerzen, wie wir sie gegenwärtig als gesichert annehmen können. Wir gehen dabei von folgenden Voraussetzungen aus – auch wenn sich ihre Kenntnis noch nicht überall verbreitet und durchgesetzt hat:

1) Es besteht eine enge Interdependenz von körperlichen und psychischen Faktoren bei dem, was wir als Schmerz wahrnehmen.
2) Die Schmerzäußerungen der Patienten sind primär als psychologisches Phänomen aufzufassen; sie haben damit Ähnlichkeiten mit Empfindungen wie Hunger und Durst.
3) Es besteht kein linearer Zusammenhang der Schmerzwahrnehmung zur Intensität des Schmerzreizes. Nach unserem heutigen Kenntnisstand spielen bei den Schmerzäußerungen frühere Schmerzerfahrungen sowie augenblickliche Befürchtungen und Ängste eine wesentliche Rolle.
4) Eine Gewebsläsion ist weder eine notwendige noch eine hinreichende Bedingung für Schmerz.

Diese von uns zusammengefaßten Voraussetzungen werden gegenwärtig am besten durch die sog. Gate-control-Theorie von Melzack u. Wall (1982) erklärt, auf deren Einzelheiten wir hier aus Zeitgründen nicht näher eingehen können. Im wesentlichen nimmt diese Theorie an, daß bestimmte Zellen in der Substantia gelatinosa im Hinterhorn des Rückenmarks direkt die erste Empfängerzelle für periphere Schmerz- und Berührungsreize erregen oder hemmen. Zentral absteigende Fasern greifen zusätzlich in dieses Wechselspiel von Hemmung oder Erregerung ein. Mittels dieser neuronalen Verschaltung kann die Empfindlichkeit für afferente Schmerzimpulse entweder deutlich gesteigert oder aber auch entsprechend gehemmt werden – d. h. das Individuum ist entsprechend mehr oder weniger schmerzempfindlich.

Unseres Wissens war es Beecher (1946, 1956), der sich als erster empirisch mit psychischen Wirkfaktoren körperlich verursachter Schmerzen auseinandergesetzt hat. Beecher verglich seinerzeit das Schmerzerleben bei Verwundungen kriegsverletzter Soldaten mit dem von zivilen Patienten, die ähnlich große Operationswunden hatten. Die Soldaten gaben für ihn auffallend weniger Schmerzerlebnisse als die frisch operierten zivilen Patienten an, obgleich die vergleichsweise schonenden Operationswunden der zivilen Patienten eher das Gegenteil hätten erwarten lassen. Zum Glück blieb Beecher nicht bei der vor 40 Jahren noch haltbaren These stehen, daß Soldaten, eben „tapferer" als Zivilisten seien. Er führte vielmehr zur Erklärung seiner Beobachtungen psychologische Variablen ein. Für Beecher als Kriegschirurgen und Anästhesisten war klar, daß die militärische Verletzung jenseits des Traumas auch alles an Hoffnung beinhaltete, was im Soldatenjargon als „Heimatschuß" zusammengefaßt wird. Wer erst einmal im Lazarett versorgt ist, dem kann es nur noch besser gehen; mit Sicherheit kommt er nicht mehr so rasch zur Front – er ist noch einmal ehrenhaft davongekommen. Der frisch operierte zivile Patient befindet sich in einer ganz anderen Situation. Die Operation zieht ihn eher in die Krankheit hinein, der er sich stellen muß. Ängstliche Erwartung, wie es weitergeht, bestimmt sein Krankheitserleben in wesentlichen Teilen.

Das Schmerz- und Krankheitserleben des Krebskranken

Überträgt man solche einfach strukturierten psychologischen Überlegungen auf die Situation von Krebspatienten, dann wird deutlich, daß die Schmerzerscheinungen im Gefolge der Operation oder durch den Tumor selbst verursacht, noch viel weniger Signale einer Entlastung oder Prädiktoren eines harten, aber letztlich gütigen Schicksals darstellen. Fast geradezu im Gegenteil stellt der Schmerz des Krebskranken immer ein ungünstiges Zeichen dar. Tumorschmerzen sind fest assoziiert mit einer generell schlechten Prognose – für den Arzt im objektiven und für den Patienten im subjektiven Sinne. Ihre Therapie ist ganz überwiegend eine palliative und meist auch präfinale. Das bedeutet, daß für den Krebspatienten, der Schmerzen hat, sowohl die psychischen Faktoren von Gewicht sind, welche für die Auseinandersetzung mit und Bewältigung einer Tumorerkrankung ohnehin gelten, als auch, daß die Bedrohung durch den nahenden Tod als entscheidende Variable hinzukommt. Wir dürfen uns hier ärztlicherseits keiner Illusion hingeben. Bis zu 75 % unheilbarer Patienten wissen auch ohne qualifizierte ärztliche Aufklärung, daß sie sterben werden (Hinton 1976, zit. nach Schmeling u. Koch 1983). Die gleichen Zahlen gelten übrigens auch für Kinder, die noch mehr von den für sie scheinbar unerträglichen Informationen ausgeschlossen werden als Erwachsene (Kübler-Ross 1982).

Betrachtet man unter diesem Gesichtspunkt diejenigen psychologischen Faktoren, welche Bellissimo u. Tunks (1982) bei der Wahrnehmung und Aufrechterhaltung von Schmerz als relevante Faktoren bezeichnen, dann wird deutlich, daß diese auch bei den Karzinomschmerzen fast ausnahmslos wirksam werden dürften. Im einzelnen handelt es sich um folgende Faktoren:

1) Aufmerksamkeit bzw. Ablenkung,
2) Angst,
3) Depression,
4) sekundärer Krankheitsgewinn,
5) kulturelle und biographische Faktoren, welche mit dem Ausdruck und der Erfahrung von Schmerz verknüpft sind,

6) Persönlichkeitsmerkmale,
7) vorher erworbene Anpassungsfähigkeiten (Coping- und Abwehrmechanismen).

Hinzufügen würden wir hier gern noch

8) emotionale Störungen.

Verhaltenstheoretisch orientierte Autoren vermissen wahrscheinlich in dieser Aufzählung noch

  9) kognitive Fehlhaltungen,
10) Einfluß diffusen Stresses.

Auch wenn man die stärker psychodynamischen Gesichtspunkte aus Engels (1959) klassischer Arbeit über den „pain-prone patient" mitberücksichtigt, ergibt sich eine deutliche Beziehung zu Krebspatienten. Engel hatte für die Patienten mit chronischen Schmerzen folgende allgemeingültigen Voraussetzungen formuliert:

– Schmerz schützt den Körper vor Verletzungen. Er trägt entscheidend bei zur Entstehung des Körperbildes und zur Erfahrung der Umwelt. Jeder Körper hat sein eigenes „Schmerzgedächtnis".
– Schmerz hat eine enge Beziehung zur Entstehung sozialer Beziehungen überhaupt. Schmerz führt zum Weinen, Weinen ruft die Mutter, die Mutter tröstet und nimmt so den Schmerz.
– Schmerz und Strafe werden ebenfalls in der frühen Entwicklung verbunden. Schmerz wird zum Signal, daß man böse ist, wird so zum Zeichen von Schuld und kann in der Form der Sühne die Voraussetzung zur Entlastung von Schuld werden.
– Schmerz hat eine frühe Beziehung zur Aggression, zur Macht und zur Ohnmacht.
– Damit hängt eng zusammen die Verbindung zwischen Schmerz und realem oder befürchtetem Verlust einer geliebten Person. Verluste schmerzen den Menschen, der Schmerz kann aber wiederum auch die Qual des Verlustes lindern.
– Schließlich hat der Schmerz auch eine Beziehung zur sexuellen Erregung, was vielleicht als einziger Punkt für die Psychologie des Krebspatienten eine weniger bedeutsame Rolle spielt.

Wahrscheinlich brauchen diese sehr verknappten Feststellungen kaum kommentiert zu werden. Die Bedeutung sozialer Beziehungen, die Thematik von Schuld und Strafe, die Affekte der Aggression und das Erleben von Ohnmacht und Verlust sind – wohl für jeden nachvollziehbar – mit den möglichen psychischen Problemen einer Tumorerkrankung verbunden.

Die Überlegungen von Kübler-Ross (referiert nach Köhle et al. 1986) zu einem Phasenmodell des Krankheitsgeschehens bei Krebserkrankungen wirken über weite Strecken wie ein Kommentar zum eben Gesagten. Auch wenn diese Phaseneinteilung uns in manchem sehr idealtypisch anmutet, so besteht doch keine Frage, daß sich kaum jemand so intensiv mit der Problematik des Krebskranken im finalen Stadium auseinandergesetzt hat wie Kübler-Ross. Ihr Modell umfaßt die nachfolgenden Phasen:

1. Verleugnung. Im Anfangsstadium führt die Konfrontation mit der bedrohlichen Erkrankung zu Unruhe und Angst sowie vielfach zur Lähmung der Orientierungsmöglichkeiten und Aktivitäten. Der Patient versucht, die Bedrohung zu verleugnen, sie vom Bewußtsein fernzuhalten („Das kann doch nicht für mich gelten."). Diese Verleugnung muß als ein unbewußter Versuch des Patienten, ein realitätsbezogenes Funktionieren wieder aufzunehmen, verstanden werden. Dennoch kann sie zu Verzögerung von Diagnosestellung und Behandlungsbeginn, zu mangelnder Kooperation bei der Therapie und anderen Formen der Selbstschädigung bis zur Verweigerung der Behandlung führen.

2. Aggression: Die Frage: „Warum gerade ich?" steht jetzt im Zentrum des Erlebens. Der Patient ist von Gott und der Welt enttäuscht, innerlich wütend gegen seine Bezugspersonen. Wird diese Aggressivität offen geäußert, so ist diese Situation noch überschaubar. Häufig vermeidet jedoch der von seinem Arzt abhängige Patient die Äußerung jeglichen Ärgers um der weiteren Zusammenarbeit willen, und es entsteht ein Zustand „feindseliger Abhängigkeit" mit zahlreichen Implikationen für die Arzt-Patient-Beziehung.

3. Depression: Die zentrale Frage lautet dabei: „Was bin ich als Kranker noch wert?" Der Patient erlebt seinen Körper und die damit verbundenen Veränderungen seiner Rolle in der Familie und im Beruf als Beeinträchtigung des Selbstgefühls, insbesondere des Selbstwerterlebens. Dies führt zu oft diffusen, nicht selten unbeeinflußbaren Klagen und belastet und verunsichert die ihn Behandelnden. In dieser Phase kann der Patient häufig Hilfe nicht wirklich akzeptieren, obwohl er ständig Hilfe zu fordern scheint.

4. Handeln: In diesem Stadium hat der Patient im Prinzip die Unheilbarkeit seiner Krankheit erkannt; er versucht jedoch, Aufschub zu erreichen („Jetzt noch nicht!"). Sein großes Informationsbedürfnis und sein ständiges Fragen nach neuen Behandlungsmethoden usw. kann für die Behandler recht anstrengend werden. Nicht selten versucht der Patient, die Behandlung selbst in die Hand zu nehmen, sie zumindest zu kontrollieren und damit mehr Autonomie gegenüber der Klinik zu bekommen.

5. Akzeptanz: Nach Kübler-Ross ist dies die letzte Phase des Krankheitsverlaufs. Die bewußte Akzeptanz des herannahenden Todes scheint jedoch ein idealisiertes Stadium zu sein und ist nur wenigen Menschen wirklich vorbehalten. Häufig handelt es sich um ein stilles, mehr oder weniger resigniertes Nachgeben. Gerade in dieser Phase spielen Schmerzen infolge des Karzinoms eine wesentliche Rolle und nehmen einen wichtigen Teil der Kommunikation zwischen Arzt und Patient ein.

Die Interaktion von Arzt und Patient

Gerade die Äußerungen von Schmerz beeinflussen die Beziehung von Arzt und Krebspatient entscheidend. Die Befürchtung, mit fortschreitender Krankheit

qualvollen Schmerzen anheimzufallen, verbunden mit der Angst vor ungenü-
gender oder nur widerwillig abgegebener Schmerzmedikation durch die Ärzte, ist
unter Tumorpatienten weit verbreitet. Dem Schmerz gegenüber ist der eigene
Wille des Patienten machtlos. Außerdem wird der Schmerz von ihm meist als
unbegrenzt und endlos erlebt. Zusätzlich fühlt sich der Patient durch den Schmerz
isoliert. Er weiß, daß für seine medizinische Umgebung der Schmerz zum banalen
ärztlichen Alltag gehört, während er ihn selbst als etwas Neues, Überwältigendes,
Beschämendes erlebt, etwas, was sein Lebensgefühl voll in Anspruch nimmt. Bei
seinem Wunsch nach dessen Bekämpfung ist er voll und ganz auf Verständnis und
Wohlwollen der Umgebung angewiesen. Die Versicherung diesen Wohlwollens
und dieses Verständnisses ist deshalb eine zentrale Aufgabe der Ärzte und des
Pflegeteams. Trotz der in der Regel vorhandenen Bereitschaft zur wirksamen
Schmerzbekämpfung seitens des Arztes erfolgt diese offenbar in der Praxis öfter
nur unzureichend. Aus psychosomatischer Sicht hat dies verschiedene Ursachen.
Wir stützen uns hier auf Überlegungen von Berger u. Pellet (1976, zit. nach
Meerwein 1981) und Meerwein (1981).

1) Ursache des Versagens des Arztes in der Schmerzbekämpfung kann zunächst
eine ungenügende Ausbildung sein. Immer wieder ist die unserer Auffassung nach
falsche Vorstellung anzutreffen, daß die präventive Verordnung von Analgetika
die Voraussetzung zur Entwicklung einer Toxikomanie schafft, was jedoch bei
Karzinompatienten bisher nicht bewiesen worden ist. Eine stark zögernde Haltung des Arztes bei der Medikation belastet den Patienten v. a. deswegen, weil sie
ihn immer wieder aufs neue zwingt, um Analgetika zu bitten. Das Erlebnis einer
hilflosen Abhängigkeit, welches seinerseits wiederum mit großer Wahrscheinlichkeit den Schmerz verstärkt, erfährt so eine Intensivierung.

2) Auf einer tieferen, gewöhnlich unbewußten Ebene kann der ärztliche Widerstand gegenüber einer adäquaten Schmerzbekämpfung auch irrationalen Moti-
ven entstammen. So kann der Arzt zum Beispiel das Verlangen des Patienten nach
Schmerzfreiheit als ein Bedürfnis nach euphorischem Wohlbefinden mißverste-
hen, und es können in der Folge in ihm archaische, für ihn gar nicht bewußt
wahrnehmbare Vorstellungen aktiviert werden, daß der Schmerz zum Leben gehört und völlige Schmerzfreiheit mehr mit dem Tod als mit dem Leben zu tun
habe. In seiner gravierendsten Form kann ein solches unbewußt motiviertes Miß-
verständnis des Arztes eine Parakommunikation mit dem Patienten bewirken, die
ihm versichert, daß dieser solange er leidet, auch gewiß noch lebt.

3) Auch die Notwendigkeit einer professionellen Aktivität, die für jeden Arzt
einen starken emotionalen und ethischen Druck darstellt („Herr Doktor, um
Gottes Willen tun Sie doch etwas!"), kann durch ständige Schmerzäußerungen
eines Patienten mit unvollständiger Analgesie entlastet werden. Die Verordnung
von Schmerzmitteln schafft so immer wieder neu die Fiktion von kompetentem
Handeln und Aktivität.

4) Schließlich können irrationale Rachegefühle, ebenfalls wieder völlig unbewußt,
einer insuffizienten Schmerzmedikation zugrunde liegen. Auch Ärzte können der

Vorstellung erliegen, Krankheit, auch Tumorkrankheit, sei eigentlich selbst verschuldetes Leiden, ärztliches Scheitern an der Krankheit deshalb vom Patienten mitverschuldet. Die unbewußte Gleichsetzung von Krankheit und Schuld findet sich in allen Kulturen, und von ihrer anhaltenden Virulenz geben manche Äußerungen gerade in der anfänglichen Aids-Diskussion Zeugnis.

Für alle diese Faktoren gilt sicher, daß sie überwiegend unbewußt sind und meist in einem scharfen Kontrast zu den bewußten ethischen Vorstellungen und Idealen des Arztes und seinem seine Berufswahl bestimmenden Rollenverständnis stehen. Das beschreibt aber auch gleichzeitig die Schwierigkeit, sich solche Faktoren bewußt zu machen und sie somit aufzuheben. Nach Meerwein erscheinen solche Motivationen beim Arzt oft nur als unbestimmte Mißempfindung oder Verstimmung, wenn er sich mit den Problemen der Schmerzbekämpfung beim Krebspatienten konfrontiert sieht. Es scheint wohl ein kollektives menschliches Schicksal zu sein, daß wir unseren unbewußten Motivationen ziemlich ausgeliefert sind, auch wenn unsere rationale Reife ein ganz anderes Niveau erreicht hat.

Auch der Patient kann trotz seines meist vorgebrachten Wunsches nach Schmerzfreiheit ein unbewußtes Interesse an der Aufrechterhaltung einer gewissen Schmerzintensität haben. So können ihn, wenn sein Krankheitserleben von Schuldgefühlen bestimmt ist, anhaltende Schmerzen in seinem Strafbedürfnis erheblich entlasten. Der Patient kann auch durch ein masochistisches Verarbeiten des Schmerzes, d. h. die Fähigkeit und den Wunsch, Schmerzen zu ertragen, eine Stärkung seines Selbstwertgefühls erfahren und so eine drohende depressive Verstimmung abzuwehren versuchen. Schließlich kann das Erleiden von Schmerz mit der Hoffnung verbunden sein, nach soviel Leid durch „Gutes" belohnt zu werden, sei es durch Zuwendung seitens der Umgebung oder aber auch in der Form völliger Heilung. Auf der gleichen magischen Basis kann auch der gegenteilige Mechanismus ablaufen, daß Schmerzfreiheit ihrerseits der Strafe der Wiederkehr des „Bösen", d. h. hier des Karzinoms, den Weg ebnet. Man kann ahnen, daß bei Fortbestehen solcher maligner emotionaler Zirkel beim Patienten auch die beste Analgesie nur zu begrenztem Erfolg führt.

Konsequenzen für das ärztliche Verhalten und Therapie

Die Möglichkeiten psychotherapeutischer Beeinflussung von Schmerzen werden durch eine im geschilderten Sinn pathologische Krankheitsverarbeitung oder eine konflikthafte Arzt-Patient-Interaktion natürlich begrenzt. Dennoch gibt es einige Verfahren, von denen als belegt angesehen werden kann, daß sie in der Lage sind, Schmerzen zu mildern oder zu beseitigen. Ihre Wirksamkeit an durch maligne Prozesse verursachten Schmerzen ist naturgemäß weniger untersucht, da hier die so offensichtlich somatische Ursache des Schmerzes ganz im Vordergrund steht. Dennoch kann aufgrund von Einzelfallbeobachtungen davon ausgegangen werden, daß diese Verfahren grundsätzlich auch bei der Behandlung von durch Krebs verursachten Schmerzen in Frage kommen (Cleeland 1987; Speidel 1987). Auch aus der eingangs erwähnten komplexen Schmerztheorie von Melzack u. Wall (1982) läßt sich ein entsprechender Schluß ziehen.

Die Verfahren möchten wir wegen der begrenzten Zeit an dieser Stelle kurz zusammenfassen. Sie lassen sich in lerntheoretisch orientierte, suggestive und konfliktzentrierte Verfahren einteilen.

Die lerntheoretisch orientierten Verfahren umfassen hier v. a. die kognitive Verhaltensmodifikation mit ihren zahlreichen Varianten, die Biofeedbackverfahren und die Entspannungsverfahren, insbesondere die Progressive Relaxation nach Jacobson und das Autogene Training nach J. H. Schultz. Es spricht einiges dafür, die erreichbaren Entspannungseffekte für konditionierbare Lernvorgänge zu halten. Die suggestiven Verfahren umfassen die Hypnose, v. a. in Form der gestuften Aktivhypnose (Kretschmer), das katathyme Bilderleben (Leuner) und die aktive Imagination sowie stützende Formen der Psychotherapie mit stark suggestiven Elementen. Die konfliktzentrierten Verfahren schließlich umfassen die Psychotherapie im engeren Sinne, soweit sie tiefenpsychologisch oder psychoanalytisch orientiert ist und sich mit der Bearbeitung emotionaler und unbewußter innerer Konflikte befaßt.

Wie kann man sich die Wirkung dieser Verfahren auf die ablaufenden Schmerzprozesse vorstellen? Auf einer ersten Ebene (spezifisch) führen die lerntheoretisch begründeten und suggestiven Verfahren zu einer Unterbrechung des muskulär spannungserhöhenden vitiösen Zirkels, zu einer Reduzierung der sympathischen Aktivität, zu einer Verschiebung der Aufmerksamkeit und zu einer Wiederentwicklung von Kontrollfunktionen (Coping). Nach unserer Ansicht kommen zu diesen spezifischen Mechanismen auf einer zweiten Ebene unspezifische und möglicherweise wichtigere hinzu: vor allem handelt es sich um das Erlebnis einer Selbstbestätigung durch Wiedergewinn von selbstkontrollierenden und verfügenden Funktionen sowie der Reduzierung von Abhängigkeits- und Ohnmachtsgefühlen. Auch das Erlebnis mitmenschlicher Solidarität, welches alle diese Formen von Zuwendung vermitteln, ist von entscheidender Wichtigkeit.

Die Effekte der konfliktzentrierten (tiefenpsychologischen Verfahren) wirken auf der spezifischen Ebene wohl v. a. über eine Reduzierung von Ängsten und depressiven Verstimmungen, was allein schon durch die Chance der Verbalisierung angestoßen werden kann. Spezifischer dürfte die begrenzte Bearbeitung von Schuldgefühlen, Strafbedürfnissen und aggressiven Spannungen sein. Dies gehört in den Bereich der Bearbeitung der subjektiven Krankheitstheorie, was günstigenfalls zum Erlebnis einer Individualisierung des persönlichen Schicksals führt. Auf einer unspezifischen Ebene kommt es natürlich zu einer allgemeinen Entspannung und dem Erlebnis mitmenschlicher Solidarität durch die therapeutische Zuwendung, was wiederum der verbesserten Selbstannahme des Patienten förderlich ist. Es besteht aus unserer Sicht keine Frage, daß zumindest im Prinzip auch karzinomverursachte Schmerzen auf diese Weise beeinflußt werden können. Ergänzend hierzu ist sicher auch die Überlegung, daß durch Balint-Gruppen eine Möglichkeit gegeben ist, ungünstige Beziehungskonstellationen seitens der Ärzte bzw. Pflegeteams mit diesen Patienten zu bearbeiten und positiv zu verändern.

Für die Praxis scheint eine realistische Feststellung unbedingt erforderlich: jedes der genannten Verfahren, die psychodynamischen noch mehr als die lerntheoretischen, ist ausgesprochen personalintensiv und zeitaufwendig. Was im Prinzip im Einzelfall möglich und belegt ist, ist in der Praxis vom Regelfall noch weit entfernt. Dies hängt damit zusammen, daß aufgrund der organisatorischen

Struktur der modernen Medizin und der Mentalität der Kostenträger ein technisch aufwendiges und teures Verfahren als ökonomisch angesehen wird, hingegen personalintensive teure Verfahren als unwirtschaftlich betrachtet werden. Vielleicht liegt in existentieller Hinsicht aber doch ein versteckter Trost darin, daß im Bereich der psychologischen Beeinflussung der Schmerzen von Karzinompatienten die direkte Arzt-Patienten-Beziehung doch weiterhin im Vordergrund steht und keine entsprechenden technischen Alternativen möglich erscheinen (was so zumindest versuchsweise bereits schon gedacht und teilweise auch probiert worden ist – etwa durch computergesteuerte Simulation eines Sprechpartners im Kontakt mit Klienten, die telefonisch wegen ihrer Probleme um Rat fragen).

Literatur

Beecher HK (1946) Pain in man wounded in battle. Ann Surg 123:96ff
Beecher HK (1956) Relationship of wound to pain experienced. JAMA 161:1609–1613
Bellissimo A, Tunks E (1982) Individual psychotherapy for chronic pain. In: Roy R, Tunks E (eds) Chronic pain. Psychosocial factors in rehabilitation. Williams & Wilkins, Baltimore London, pp 126–141
Cleeland C (1987) Nonpharmacological management of cancer pain. J Pain Sympt Manag 2:23–28
Engel GL (1959) Psychogenic pain and the pain-prone patient. Am J Med 26:899–918
Köhle K, Simons C, Kubanek B (1986) Zum Umgang mit unheilbar Kranken. In: Uexküll T von (Hrsg) Psychosomatische Medizin. Urban & Schwarzenberg, München Wien Baltimore, S 1203–1251
Kübler-Ross E (1982) Die geheime Sprache sterbender Kinder. Dtsch Ärztebl 79/39:55–64
Meerwein F (Hrsg) (1981) Einführung in die Psycho-Onkologie. Huber, Bern Stuttgart
Melzack R, Wall PD (1982) The challenge of pain. Basic Books, New York
Schmeling G, Koch U (1983) Betreuung von Schwer- und Todkranken. In: Fischer J (Hrsg) Taschenbuch der Onkologie. Urban & Schwarzenberg, München Wien Baltimore, S 194–212
Speidel H (1987) Psychotherapie bei lebensbedrohlichen Krankheiten. Prax Psychother Psychosom 32:192–200

Begleitung sterbender Krebspatienten

Margit von Kerekjarto

Einleitung

Dieses ausgezeichnete Hotel ist sehr alt, schon zu König Chlodewigs Zeiten starb man darin in einigen Betten. Jetzt wird in 559 Betten gestorben. Bei so enormer Produktion ist der einzelne Tod nicht so gut ausgeführt, aber darauf kommt es auch nicht an. Die Masse macht es. (R.M. Rilke)

Dies ist ein Zitat aus einer sehr bitteren Darstellung des institutionalisierten Sterbens, die Rainer-Maria Rilke im Jahre 1909 schrieb; in einer Zeit also, in der im Gegensatz zur Gegenwart Geburt und Sterben im wesentlichen noch Bestandteil des Lebens innerhalb der Großfamilie waren. Um die Jahrhundertwende starb ungefähr jeder 10. deutsche Bürger im Krankenhaus; heute sind es in den industriellen Ballungsgebieten und in den Großstädten ungefähr 80 % aller Todesfälle, die sich im Krankenhaus ereignen. Die Mehrzahl der Todkranken und Sterbenden wird also nicht von der Familie betreut, sondern in einer Institution versorgt, die ihrem Selbstverständnis nach auf Heilung und Gesundung ausgerichtet ist.

In der BRD steht die medizinisch-technische Betreuung der chronisch Kranken auf einem hohen Niveau, während der psychosoziale Bereich in der Praxis und in der Ausbildung keine systematische Berücksichtigung erfährt. In den Krankenhäusern wird Sterben und Tod nur zwangsläufig und als unabänderliches Ereignis zur Kenntnis genommen, und in den wenigsten Fällen kann der Sterbende seine letzte Lebenszeit in Würde verbringen. Neben der Frage einer angemessenen räumlichen Ausstattung wiegt das Problem einer verbesserten personellen Ausstattung erheblich schwerer, insbesondere da die Notwendigkeit der Betreuung Sterbender nicht von den Kostenträgern anerkannt wird. Als Ausdruck dieser Bedingungen können die Ergebnisse einer repräsentativen Befragung angesehen werden, wonach 80 % der Befragten sich wünschten, zu Hause und nicht in einem Krankenhaus zu sterben.

Es steht außer Frage, daß die Aufgabe einer angemessenen Betreuung schwerkranker und sterbender Patienten innerhalb der heute bestehenden Arbeitsteilung im Pflegebereich nicht zusätzlich übernommen werden kann. Eine Verbesserung der bestehenden Pflegesituation wäre durch die Einführung der „Zimmerpflege" statt der „Funktionspflege" bei entsprechend besserer personeller Ausstattung möglich. Das Zustandekommen eines Vertrauensverhältnisses zwischen Pflegekraft und Patient wird dadurch im Bereich der Pflege erst ermöglicht. Eine spezielle Weiterbildung und auch besondere Gesprächsgruppen für die in diesem Bereich tätigen Pflegekräfte und Ärzte wären weiterhin erstrebenswert.

In den vergangenen Jahren haben wir eine Reihe empirischer Arbeiten zur psychosozialen Betreuung von Tumorpatienten im ambulanten und stationären Bereich durchgeführt. Als erstes werden die Ergebnisse eines 5jährigen Modellversuches im stationären Bereich vorgestellt, den wir mit Unterstützung der Mildred-Scheel-Stiftung durchgeführt haben. Daran anschließend werden einige Aspekte der Situation terminal Kranker in der ambulanten Versorgung beschrieben. Die Untersuchung wurde in Zusammenarbeit mit Prof. Dr. Kleeberg, Hämatologisch-Onkologische Praxis Hamburg-Altona, durchgeführt.

Psychosoziale Betreuung im stationären Bereich

Die psychosoziale Betreuung von Tumorpatienten und ihren Angehörigen erfolgte in enger Kooperation mit den Ärzten und dem Pflegepersonal der Hämatologisch-Onkologischen Abteilung des Universitäts-Krankenhauses Hamburg-Eppendorf (Direktor Prof. Hossfeld). Sie wurde nach dem Prinzip eines Liaisondienstes konzipiert und erforderte die ständige Präsenz eines psychotherapeutisch ausgebildeten Mitarbeiters auf einer der Stationen. Damit konnten die Tumorpatienten sowohl ärztliche als auch psychosoziale Mitarbeiter innerhalb ihrer Station erreichen.

Über einen Zeitraum von 5 Jahren wurden mehr als 600 tumorkranke Patienten – davon ⅔ terminal krank – therapeutisch betreut. Es wurden in diesem Zeitraum mehr als 9000 Gespräche geführt (vgl. v. Kerekjarto u. Schug 1987). Aus diesem umfangreichen Tätigkeitsfeld und den dabei gewonnen Erfahrungen soll hier schwerpunktmäßig über die Situation von Sterbenden und die im Rahmen des Projekts geleistete Sterbebegleitung berichtet werden.

Die Auseinandersetzung mit einer lebensbedrohlichen Erkrankung wie Krebs ist für jeden Patienten eine Krisensituation, die verschiedene psychische Anpassungsreaktionen erfordert. Die terminale Phase ist der Höhepunkt dieser Krise und gleichzeitig auch ein Spezialfall, da diese Krise im üblichen Sinne nicht lösbar ist. Befürchtungen, die das psychische Gleichgewicht des Patienten zu erschüttern vermögen, sind zum großen Teil die Angst vor dem Unbekannten und vor dem Verlust sozialer Bindungen, sowohl innerhalb als auch außerhalb der Familie. Weiterhin ist die Angst vor dem Verlust der eigenen Körperlichkeit als wesentlicher Teil des Selbst und damit die Angst vor dem Verlust der eigenen Identität gegenwärtig. Der Sterbende hat das Gefühl, daß er alles verliert, was er kennt und liebt und weiß nicht, was ihn erwartet. Infolgedessen ist dieser Trauerprozeß schwerwiegender und weit überwältigender als jede andere vorherige Erfahrung.

Der Patient versucht, sich in dieser Phase zu schützen, indem er verschiedene Abwehrmechanismen, wie den der Verleugnung, der Reaktionsbildung usw. anwendet. Der Patient wird sich dabei in der Regel weder ständig das Sterben vor Augen halten, noch permanent verleugnen, vielmehr kann häufig ein sehr schnelles Pendeln zwischen Zurückweisen und Annehmen des bevorstehenden Todes beobachtet werden. Dies kann als eines der kennzeichnenden Merkmale der terminalen Phase, in der verschiedene psychische Zustände, d. h. verschiedene Gefühlslagen und Kognitionen einem sehr raschen und umfassenden Wandel unterliegen, angesehen werden.

Der Patient ist sich des drohenden Todes bewußt, jedoch ist es für ihn unerträglich, jeden Moment seines bewußten Daseins den Tod vor Augen zu haben. Um sich psychisch zu entlasten, wird er daher sowohl verleugnen, als auch andere Abwehrmechanismen (z. B. Umkehr ins Gegenteil) anwenden und in sehr kurzen zeitlichen Abfolgen einerseits von dem nahenden Tod sprechen, doch andererseits dann unerwartet behaupten: „Also, ich werde morgen doch noch meine geplante Weltreise im Reisebüro buchen lassen. Ich glaube, das wird mir noch gelingen!" Beim gleichen halbstündigen Zusammensein hat der Patient den Therapeuten mit: „Na ja, vielleicht sehen wir uns noch morgen." verabschiedet.

Es ist davon auszugehen, daß zwischen einem moribunden Patienten und dem psychotherapeutischen Betreuer ebenso ein therapeutisches Bündnis besteht, wie es bei anderen (z. B. neurotischen) Patienten als Grundlage der therapeutischen Arbeit geschlossen wird.

Darum ist es auch selbstverständlich, daß das Versprechen gegenüber einem Patienten, der nur noch sehr wenig Zeit vor sich hat, ihn anderntags erneut aufzusuchen, auch eingelöst wird. Wir haben Situationen erlebt, in denen Ärzte oder Pflegepersonal uns mitteilten, daß wir Patienten nicht aufzusuchen bräuchten, da diese ohnehin im Koma lägen. In solchen Situationen haben wir häufig die Erfahrung gemacht, daß in den Fällen, in denen wir dennoch in das Zimmer hineingingen, uns an das Bett der Patienten setzten und eine Weile ruhig dasaßen, dabei in Gedanken intensiv bei den Patienten waren, diese uns wahrnahmen, die Augen öffneten und zum Ausdruck brachten: „Oh ja, ich habe schon auf Sie gewartet!" oder „Das hätte ich nicht gedacht, daß Sie doch noch heute zu mir kommen. Jetzt kann ich ruhig sterben!", um dann wieder die Augen zu schließen und erneut ins Koma zu fallen. Damit konnten wir den Patienten die Sicherheit geben, akzeptiert und nicht ausgeschlossen zu werden. Auch wenn Gespräche nicht mehr möglich sind, kann den Patienten durch die Nähe und Zuwendung des Betreuers ein Teil ihrer Angst und Einsamkeit genommen werden.

In diesem Kontext ist Körperkontakt ein wichtiger Zugang zum Sterbenden. Ein Beispiel: Die Patientin ist sehr ruhig, stöhnt und hält die Augen geschlossen, ist aber bei Bewußtsein. Nach einer Weile öffnet sie kurz die Augen, entspannt sich dann, hält die Hände des Betreuers und bettet sie schließlich als Stütze unter den Kopf.

Wie divergent körperliche Befindlichkeit und das psychische Befinden sein können, soll anhand der Dokumentation von Langzeitverläufen terminal Kranker an einigen Beispielen aufgezeigt werden (v. Kerekjarto u. Schug 1987). Jeder Betreuungskontakt wurde von den Betreuerinnen ausführlich dokumentiert. Die subjektive Befindlichkeit der Patienten bei dem Betreuungskontakt wurde mit einer 10stufigen Globaleinstufung zum „psychischen Gesamtbefinden" und die körperliche Funktionsfähigkeit mit dem Karnofsky-Index (Karnofsky u. Burchenal 1949; s. Anhang A) eingestuft; zum anderen wurden weitere Variablen wie Angst, Depressivität, Schmerz usw. auf 4stufigen Skalen eingeschätzt. Der Karnofsky-Index umfaßt in 10 Stufen Einschätzungen der Einschränkung körperlicher Leistungsfähigkeit des Patienten und wird heute routinemäßig in der Klinik eingesetzt. Die Einschätzung der psychischen Befindlichkeit wurde auf einer ebenfalls 10stufigen Skala erfaßt (s. Anhang B). Des weiteren wurde bei jedem Gespräch ein klinisches Urteil, in welches die Beurteilung der Bewußtseinsklarheit, der Vitalität, der Stimmung und des Lebenswillen mit eingingen, auf einer visuellen Analogskala von 10 cm Länge eingeschätzt.

Fallbeispiel 1:

Bei der Auswertung wurden die Beträge gerundet, so daß sich analog zum Karnofsky-Index eine 10stufige Skala ergab. In Abb. 1 ist der Krankheitsverlauf einer 57jährigen Patientin mit metastasierendem Mammakarzinom und Knochenmetastasen dargestellt, welche multiple pathologische Frakturen verursachten. Diese bereiteten der Patientin zum einen massivste Schmerzen, zum anderen wurde sie dadurch immobilisiert. Sie wurde über einen Zeitraum von 52 Tagen betreut. In diesem Zeitraum fanden 51 Kontakte statt, so daß mit dieser Patientin über einen Zeitraum von 7 Wochen durchschnittlich einmal täglich Betreuungsgespräche geführt wurden. Auf ihren eigenen Wunsch hin wurde sie in ein Krankenhaus in der Nähe ihres Heimatortes verlegt. Dort starb sie nach wenigen Tagen.

Die Einschätzung ihres körperlichen Befindens anhand des Karnofsky-Index kennzeichnete sie durchgängig als schwer erkrankt (Karnofsky-Index Stufe 2). Die Einschätzung ihres psychischen Gesamtbefindens schwankte zwischen den Einstufungen 1 und 4, d.h., sie wurde als klagsam, vermehrt emotional verletzlich bis hin zu kontaktunfähig und von dysphorischer Stimmungslage gekennzeichnet beurteilt. Abbildung 1 ist zu entnehmen, daß der körperliche Zustand über den Zeitraum von 6 Wochen konstant eingeschätzt wird und das psychische Befinden parallel dazu mit nur geringen Schwankungen beurteilt wird.

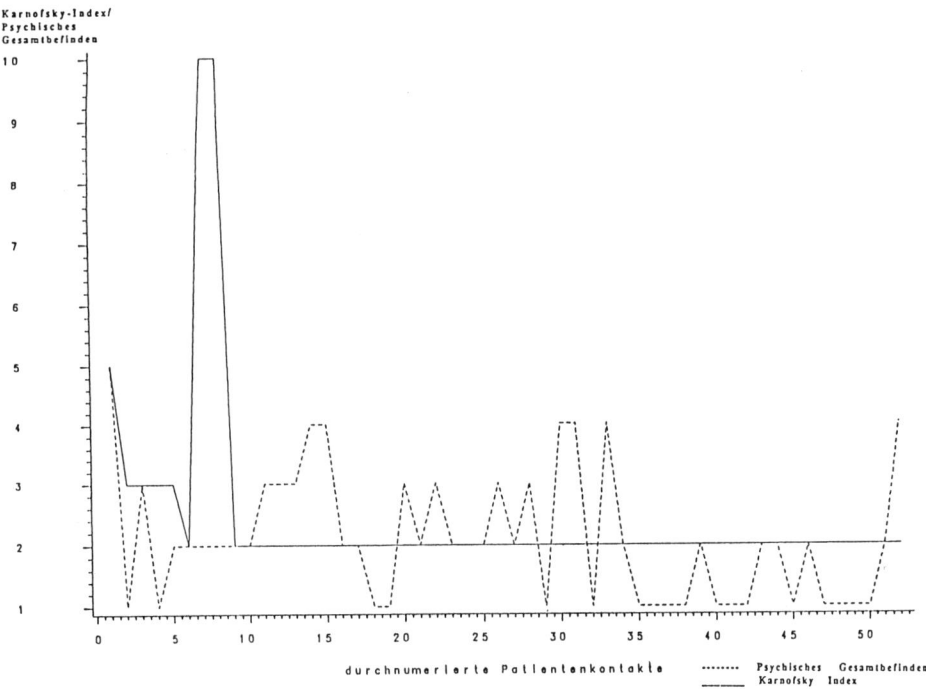

Abb. 1. Verlauf von Karnofsky-Index und psychischem Gesamtbefinden während der psychosozialen Betreuung (Patient Nr. 609)

Fallbeispiel 2:

In Abb. 2 ist der Verlauf der Einschätzung der Karnofsky-Index und des psychischen Befindens einer 51jährigen Patientin mit einer Leukämie dargestellt. Die Patientin mußte sich zu Beginn des hier beschriebenen Zeitraums mit der Diagnose und den Folgen eines zweiten Rezidivs der Erkrankung auseinandersetzen. In den ersten 6 Kontakten wurde neben einem relativ guten körperlichen Befinden eine gedrückte Stimmungslage registriert. Im darauffolgenden Zeitraum kam es während eines stationären Aufenthalts zu einer erheblichen Beeinträchtigung des körperlichen und begleitend zu einer Verschlechterung des psychischen Befindens. Nach der Entlassung der Patientin aus der stationären Behandlung wurde die psychologische Betreuung bei relativ gutem körperlichem Zustand, aber sehr beeinträchtigtem psychischem Befinden wieder aufgenommen. Aus Abb. 2 wird die in einzelnen Phasen gegenläufige Einschätzung der beiden Parameter für diese Patientin deutlich.

Aus den beschriebenen Verläufen wird deutlich, daß bei konstant schlecht beurteilter körperlicher Verfassung eine Variation der Beurteilung psychischen Befindens festzustellen ist bzw. beide Variablen gegensinnig verlaufen können. Die zuvor beschriebenen Beispiele von schwerkranken Patienten, die nur sehr eingeschränkt ansprechbar erschienen bzw. im Koma lagen, und die hier dargestellten divergierenden Tendenzen in der Beurteilung körperlicher und psychischer Befindlichkeit weisen darauf hin, daß die Etablierung einer stationären Sterbebegleitung angezeigt ist. Dabei sollten tägliche, falls erforderlich auch häufigere Kontakte mit dem terminal Kranken ermöglicht werden, damit die drohende oder schon vorhandene Isolation des Sterbenden verhindert bzw. aufgehoben werden

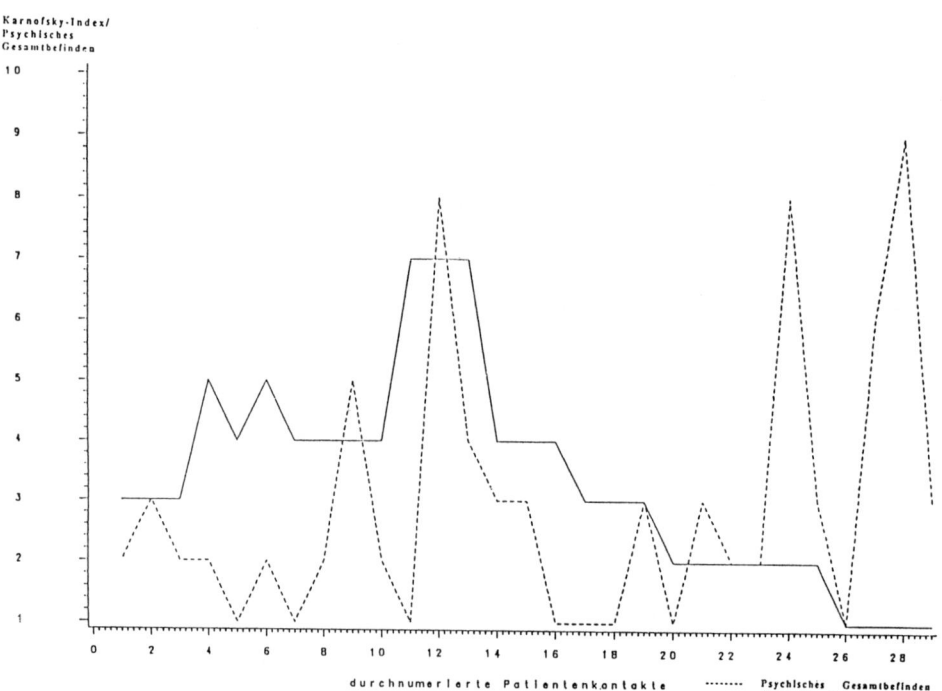

Abb. 2. Verlauf von Karnofsky-Index und psychischem Gesamtbefinden während der psychosozialen Betreuung (Patient Nr. 403)

kann. Dem Patienten soll offenes Sprechen über Schmerz, Sterben und seine Sorgen um die Angehörigen ermöglicht werden. Besonders Patienten, die allein sind oder alleingelassen werden, benötigen oft ein symbiotisches Mitgehen und eine intensive Präsenz des psychotherapeutischen Mitarbeiters. Angst, Wut, Depression, aber auch unrealistisch positive Phantasien als Teil der Verleugnung müssen in dieser Phase höchster Bedrohung zugelassen und mitgetragen werden. Für alle Gesprächspartner ist der sporadische Realitätsverlust des Patienten schwer zu ertragen. Lebensphantasien wechseln mit Aussagen über Sterben, manchmal von Satz zu Satz, und es ist wichtig, dem Patienten hierin zu folgen.

Psychosoziale Auswirkungen ambulanter Tumortherapie

Im folgenden werden die psychosozialen Auswirkungen der ambulanten Tumortherapie beschrieben sowie die Situation derjenigen, die bis zum Tod zu Hause verbleiben konnten.

In 50 Familien von ambulant behandelten terminal kranken Patienten wurden halbstrukturierte Interviews durchgeführt (Lehmann 1986; Kur 1986). Der Patient und sein Betreuer – in der Regel der Lebenspartner und in 14% die erwachsenen Kinder – wurde zur selben Zeit in getrennten Räumen in der Wohnung des Patienten befragt, um die durch die Pflege entstehende Belastung der jeweiligen Beteiligten, d. h. des Patienten und seiner Betreuer, voneinander unabhängig zu ermitteln. 50% der befragten Patienten und Betreuer waren zwischen 41 und 60 Jahren alt, weitere 41% über 61 Jahre. In der gesamten Stichprobe betrug der Anteil der weiblichen Betreuer 54%. Bei den Betreuern, die die Versorgung ihres kranken Ehepartners übernommen hatten, betrug der Anteil der Männer 61%. Dies ist sicherlich mitbedingt durch den hohen Anteil von Patientinnen mit Mammakarzinom in der Gesamtstichprobe. 44% der Betreuer war beruflich beschäftigt, davon 77% ganztags. Von den Patienten waren 98% nicht mehr berufstätig.

Die Hilfsbedürftigkeit des Patienten wurde sowohl vom Patienten als auch vom Betreuer übereinstimmend eingeschätzt; diese Einschätzung deckte sich mit jener der Interviewer. Die Beurteilung wurde gemäß dem Karnofsky-Index vorgenommen.

Auf die Frage, ob sie über alle Bereiche des täglichen Lebens miteinander sprechen könnten, antworteten 52% der Betreuer und 82% der Patienten, daß es überhaupt keine Themen gäbe, die sie nicht mit dem anderen besprächen. Dagegen gaben nur 16% beider befragten Gruppen an, daß sie über die Krankheit redeten, um diese besser zu verarbeiten. Obwohl sich über die Hälfte der Betreuer und 70% der Patienten seelisch stark oder sehr stark belastet fühlten und häufig ein Gespräch suchten, lehnten nahezu ¾ aller Befragten Gespräche mit einem Psychologen oder Sozialarbeiter ab. 82% gaben an, nicht an der Teilnahme an einer Gesprächsgruppe interessiert zu sein. Unabhängig davon, wie die Betreuungssituation von ihnen empfunden wurde, welche Probleme und Schwierigkeiten diese für die Betreuer mit sich brachte, würden 96% der Betreuer die Versorgung des Kranken zu Hause noch einmal übernehmen, wenn es notwendig wäre. 81% wollten sich ggf. auch zu Hause pflegen lassen. Alle Patienten wollten sich wieder zu Hause betreuen lassen.

Die Problematik der häuslichen Pflege terminal kranker Tumorpatienten wurde retrospektiv in 2 weiteren Arbeiten untersucht (Wagner-Bastmeier 1987; Kaden 1987).

Dabei wurden die Hinterbliebenen 4–12 Wochen nach dem Tode des Patienten angeschrieben und gebeten, an dieser Untersuchung teilzunehmen. Die Stichprobe umfaßte 92 Personen, von denen 60, das sind mehr als 65% der angeschriebenen Betreuungspersonen, zur Teilnahme bereit waren. Dabei war auch der Wunsch, ihre Erfahrungen weiterzugeben, von Bedeutung. In dieser Stichprobe betrug der Betreuungszeitraum durchschnittlich 2 Jahre. Die Zeit der Bettpflege dauerte im Mittel 16 Tage. Bei 85% der Betreuer handelte es sich um Ehepartner der verstorbenen Patienten. Die Hälfte der Befragten gab an, daß sich in ihrer Beziehung während der Betreuungszeit nichts geändert habe, und 90% derjenigen, die eine Veränderung angaben, bezeichneten diese als positiv. Der Umgang miteinander wurde als liebevoller und verständnisvoller empfunden. 42% antworteten auf die direkte Frage nach Gefühlen wie Ungeduld, Ärger, Wut, daß sie dergleichen zumindest manchmal verspürt hätten. Zwischenzeitliche Krisensituationen, in denen der Abbruch der häuslichen Betreuung erwogen wurde, erlebten nach eigenen Angaben nur 12%, d.h. 6 Personen. Von niemandem wurde die häusliche Betreuung wegen aufgetretener Schwierigkeiten aufgegeben. Bei 26% der Befragten traten während der Betreuung Beschwerden wie Kopfschmerzen, Herzbeschwerden, Grippe, Magenbeschwerden oder rheumatische Beschwerden auf.

Die Frage, ob sie jetzt körperliche Beschwerden hätten, die auf mit der Pflege verbundene Anstrengungen zurückzuführen seien, verneinten ⅔ der Betreuer; etwa ⅓ gab an, daß die eigene Gesundheit auch über den Zeitraum der Betreuung hinaus beeinträchtigt gewesen sei.

Auf die Frage „Was hat Sie während der Betreuungszeit am meisten belastet?" antworteten 70%, daß die stärkste Belastung die Ohnmacht gegenüber der Erkrankung, das Nicht-helfen-Können sowie das Mitansehenmüssen und die Verlaufsverschlechterungen sowie das Miterleben der Schmerzen gewesen seien. Für die Hälfte der Betreuer waren die Auseinandersetzungen mit der Endgültigkeit, die alle Zukunftspläne zunichte machte, und die Angst vor der Sterbestunde die am schwersten zu bewältigenden Probleme. Die psychische Belastung trat weit mehr in den Vordergrund der subjektiven Bewertung der Betreuungssituation als die physische.

Die direkte Frage, ob auch über die Krankheit gesprochen worden war, bejahten 40% der Betreuer, 32% hatten nicht über dieses Thema geredet, 28% nicht über die Schwere der Krankheit. 94% der Befragten gaben an, daß der Patient ihnen gegenüber dankbar gewesen sei, bis zuletzt zu Hause bleiben zu können.

Der Frage „Wird Ihre jetzige Situation dadurch erleichtert, daß Sie zu Hause betreut haben?" stimmten – bis auf eine Ausnahme – alle Befragten zu.

Rückblickend sprachen sich ¾ der Betreuungspersonen dafür aus, daß sie die häusliche Versorgung des Patienten wieder zu übernehmen bereit wären. 17% waren unsicher und 7% lehnten zum Befragungszeitpunkt eine erneute Übernahme der häuslichen Betreuung und Pflege ab.

Des weiteren befragten wir Angehörige von terminal Krebskranken (n=56), die im Krankenhaus gepflegt wurden und dort starben (Föll 1987).

Als Gründe für die Entscheidung zur stationären Pflege des terminal Kranken gaben 7 % der Befragten an, daß sie sich durch die häusliche Pflege psychisch überlastet fühlten, während 30 % angaben, der Aufgabe physisch nicht gewachsen zu sein. Diese Angaben waren unabhängig vom Alter der Betreuer. Die Einweisung in ein Krankenhaus erfolgte bei 85 % der Patienten auf Anraten der Ärzte, bei 24 % auf Wunsch des Patienten. 29 % der Befragten gaben an, daß die Hauspflege physisch zu belastend sei; 7 % meinten sie sei psychisch zu belasten. Ebenfalls 7 % sahen keine Möglichkeit für die Durchführung der Hauspflege (Mehrfachauswahl).

57 % der Befragten gaben an, daß sie jederzeit mit dem Arzt sprechen konnten, 23 % jedoch fühlten sich unzureichend informiert.

54 % der Hinterbliebenen hatten mit ihrem kranken Angehörigen nicht über die Krankheit und den Tod gesprochen, wobei als Gründe u.a. die unpersönliche Atmosphäre im Krankenhaus und die fehlende Gelegenheit zum ungestörten Gespräch genannt wurden. 68 % der Befragten waren in der Todesstunde nicht anwesend, 86 % von ihnen waren vom Krankenhaus zu spät benachrichtigt worden. 61 % gaben an, daß es sie bedrücke, in der Stunde des Abschieds nicht bei ihrem Lebenspartner gewesen zu sein. Schuldgefühle, Schlaflosigkeit, Nervosität, Depression und Einsamkeit wurden von den Hinterbliebenen als Belastungen nach dem Tode des Partners angegeben.

Ziel der noch nicht vollständig abgeschlossenen Auswertung ist eine Gegenüberstellung der Ergebnisse der referierten Studien, um so Hinweise für eine auch psychosozial begründete Indikation zur Krankenhaus- bzw. Hauspflege zu erlangen und die spezifische Problematik der jeweiligen Belastungssituation herauszuarbeiten.

Als ein Fazit der hier referierten Ergebnisse unserer Studien ist festzustellen, daß trotz der angegebenen psychischen und physischen Belastungen der Betreuer die häusliche Pflege terminal Kranker einer stationären „Behandlung" vorzuziehen ist, insbesondere dann, wenn der Patient selbst die häusliche Betreuung wünscht. Für die Pflegenden ist es wichtig zu wissen, daß die (Fremd)einschätzung des Patienten als „nicht mehr ansprechbar" häufig im Gegensatz zum Erleben des Patienten stehen kann. Gerade bei der terminalen Pflege ist die Herstellung und Aufrechterhaltung des persönlichen Kontaktes notwendig. Dieses ist z.Z. in den versorgenden Institutionen selten der Fall. Für die Betreuer steht bei der häuslichen Pflege die psychische Belastung im Vordergrund. Die überwiegende Zahl der Befragten würde trotz dieser Belastung jedoch eine Pflege erneut übernehmen bzw. sich selbst auch zu Hause pflegen lassen. Wenn eine Entscheidung zugunsten einer Einweisung in ein Krankenhaus getroffen wird, erfolgt dies häufig aufgrund der Befürchtung der Betreuer, der erwarteten Aufgabe physisch und/oder psychisch nicht gewachsen zu sein. Diese Entscheidung wird in den meisten Fällen durch die behandelnden Ärzte eingeleitet und unterstützt. Eine Unterstützung der häuslichen Pflege durch geeignete Fachkräfte könnte den Befürchtungen, der Aufgabe nicht gewachsen zu sein, entgegenwirken. Dazu ist auch eine Aufklärung der Angehörigen notwendig, die in erster Linie von den behandelnden Ärzte durchgeführt werden sollte. Den Ärzten sollten Kriterien zur Entscheidung für oder gegen eine häusliche Pflege terminal Kranker zugänglich gemacht werden. Ziel eines z.Z. an unserer Abteilung durchgeführten Forschungsprojekts (Schulz et al., im Druck) ist es, solche Kriterien, die insbesondere die hier referierten psychosozialen Bedingungen umfassen, zu bestimmen.

Anhang

A. Operationalisierung der Globalskalen:
Karnofsky-Index

10 = Normal; keine Klagen; keine Krankheitszeichen nachweisbar.

9 = Normale Aktivität; geringfügiger Befund oder Symptome der Krankheit.

8 = Normale Aktivität mit Anstrengung; einzelne Symptome oder Befunde.

7 = Der Patient sorgt für sich, ist aber nicht in der Lage, regelmäßig zu arbeiten.

6 = Gelegentliche Hilfe erforderlich, die meisten Bedürfnisse können selbst erledigt werden.

5 = Beträchtliche Unterstützung und häufige Arztbesuche erforderlich.

4 = Regelmäßige besondere Pflege und Unterstützung notwendig.

3 = Stark geschwächt; Krankenhausaufnahme indiziert; Zustand noch nicht bedrohlich.

2 = Sehr krank, Krankenhauseinweisung und sofortige stützende therapeutische Maßnahmen erforderlich.

1 = Moribund, letaler Prozeß rasch fortschreitend.

B. Psychisches Gesamtbefinden

10 = Psychisches Allgemeinbefinden ist sehr gut, d.h. Tatkraft, Vitalität und Stimmung werden als sehr gut beurteilt. Der Patient zeigt eine deutliche Zukunftsorientierung.

9 = Wie 10, mit leichten Einschränkungen.

8 = Antrieb deutlich ausgeprägt, emotionale Kontrolle gut. Der Patient ist zuversichtlich.

7 = Wie 8, mit leichten Einschränkungen.

6 = Leicht reduziertes psychisches Befinden, ohne aktuelle psychische Symptomatik.

5 = Reduziertes psychisches Befinden. Das Nachlassen von Vitalkraft, Emotionalität und sozialer Kompetenz wird deutlich.

4 = Klagsamkeit, Erleben durch Mißempfindungen geprägt. Vermehrte emotionale Verletzlichkeit.

3 = Antrieb deutlich vermindert, Erleben von Angst und Depression bestimmt.

2 = Kaum noch soziale Kontakte möglich, weitgehende Apathie. Dysphorische Stimmungslage.

1 = Psychisches Allgemeinbefinden extrem schlecht, Patient ist kaum noch ansprechbar und nur noch teilweise bei Bewußtsein.

Literatur

Föll E (1987) Die psychosoziale Problematik Angehöriger von unheilbar an Krebs Erkrankten. Eine empirische Untersuchung unter dem Aspekt der terminalen Pflege und des Todes im Krankenhaus. Med Dissertation, Universität Hamburg

Kaden H (1987) Retrospektive Studie über die häusliche Betreuung ambulant behandelter, terminalkranker Tumorpatienten unter besonderer Berücksichtigung der von den Betreuern geleisteten Pflegearbeit und der ärztlichen Versorgung. Eine empirische Untersuchung. Med Dissertation, Universität Hamburg

Karnofsky DA, Burchenal JH (1949) The clinical evaluation of chemotherapeutic agents in cancer. In: McLeod CM (ed) Evaluation of chemotherapeutic agents. New York Academy of Science, New York, pp 191–205

Kerekjarto M von, Schug S (1987) Psychosoziale Betreuung von Tumorpatienten im ambulanten und stationären Bereich. Bilanz eines fünfjährigen Modellversuches im Universitätskrankenhaus Hamburg-Eppendorf. Zuckschwerdt, München

Kur A (1986) Empirische Feldstudie zur psychosozialen Situation von zu Hause betreuten terminal Krebskranken. Med Dissertation, Universität Hamburg

Lehmann G (1986) Betreuung terminal Krebskranker zu Hause. Eine empirische Studie zur psychosozialen Situation des Betreuers. Med Dissertation, Universität Hamburg

Rilke RM (1958) Die Aufzeichnungen des Malte Lauritz Brigge. Insel, Frankfurt am Main

Schulz K-H, Kerekjarto M von, Schulz O, Kastner G (im Druck) Der Krebskranke in seiner Familie: Wechselseitige Belastung und Unterstützung. Psychosoziale Bedingungen und Auswirkungen ambulanter Tumortherapie. In: Koch U, Potreck-Rose R (Hrsg) Rehabilitation von Krebskranken – Förderschwerpunkt des BMFT. Springer, Berlin Heidelberg New York Tokyo

Wagner-Bastmeyer R (1987) Retrospektive Studie über die Betreuung ambulant behandelter Karzinompatienten unter besonderer Berücksichtigung der psychosozialen Situation der Betreuerperson. Med Dissertation, Universität Hamburg

Alternative Heilmethoden bei Krebskranken und die sich daraus ergebenden Konfliktfelder

R. Schwarz

Wenn ich das Phänomen „Alternativmedizin" auch nur andeutungsweise aus-
leuchten wollte, wäre ein medizinhistorischer Streifzug über mehrere Jahrtau-
sende erforderlich. Es hat wohl schon immer eine Art „Gegenmedizin" gegeben.
Ich hoffe, es wird mir nachgesehen, wenn ich erst bei Hippokrates beginne, der in
seinem Eid alle zukünftigen Ärzte auf die Formel festlegte (vgl. Hoenn 1955):

> Ich werde mein Leben und meine Kunst stets lauter und rein bewahren.
> Ich werde auch nicht Steinleidende operieren und Männern, die solche Praktiken ausüben, aus
> dem Wege gehen.

Bereits hier gibt es Außenseiter, nämlich die „Steinschneider", die ins moralische
Abseits geraten. – Oder einer anderen Interpretationsvariante zufolge soll der
Arzt sich nicht mit Methoden, deren Erfolg fraglich ist, befassen, um Nachteile
für seinen Ruf und auch für seine ökonomische Situation zu vermeiden. Heute
scheint ein gewisser Wandel eingetreten zu sein, da der Alternativmedizin eher
gute finanzielle Chancen eingeräumt werden.

Ungeachtet der Frage nach der Wirksamkeit verschiedener Heilversuche im
Bereich der Onkologie, auf die auch ich jetzt nicht eingehen kann, ist das Klima
in der Öffentlichkeit gegenüber der ja sehr invasiven Krebsdiagnostik und -thera-
pie eher kritisch bis distanziert, und die Angst vor einer Übertherapie ist anscheinend verbreiteter als die vor Verzicht auf Behandlung. Höher im öffentlichen
Ansehen, so scheint es, stehen die Naturheilverfahren, da sie Freiheit von Nebenwirkungen versprechen und eher mit Gesundheit als mit Krankheit assoziiert
sind.

Hier wäre bereits ein erstes Konfliktfeld angesprochen zwischen der Öffentlichkeit als Vertreterschaft der Betroffenen und der sog. Schulmedizin, die der Selbst-
hilfebewegung übrigens vorwirft, eine Börse paramedizinischer Neuheiten zu
sein.

In der Tat ist der Markt der bei den verschiedenen Krankheiten eingesetzten
Heilmethoden unübersehbar, und insbesondere Vertreter einer strikt naturwis-
senschaftlich orientierten Medizin werden nicht müde, auf die Absurdität diverser
Therapeutika hinzuweisen.

Vorzugsweise bei chronischen Erkrankungen angewandt, begegnen uns auch
bei banalen Infekten, bei Wundheilungsstörungen und anderen krankhaften Zu-
ständen Naturheilmittel – hoch im Kurs auch in akademischen Kreisen; besonders beliebt sind z. B. Tigerbalsam, das japanische Heilpflanzenöl, Echinacin,

Ringelblütenextrakt, etc. In bezug auf onkologische Erkrankungen haben wir folgende (unvollständige) Zusammenstellung gemacht:

Paramedizinische Methoden bei onkologischen Erkrankungen

Lebensweise	*Medikamente*
Ruhe, kein „Streß",	Mistelpräparate,
Aktivität,	Thymusextrakte,
„bewußt leben".	Resistozell,
	Milzextrakte,
Ernährung	Carnivora,
Vollwertkost,	Enzympräparate
Heilfasten,	Vitamin C,
Säfte, Tees,	Homöopathika,
Verzicht auf	Petroleum.
– bestimmte Nahrungsmittel (Fleisch, Zucker, etc.),	
– Genußgifte (Alkohol, Tabak).	*Therapieformen*
	Psychotherapie
Physikalische Maßnahmen	(bei Psychoätiologiethese),
Hyperthermie,	aktive Imagination
Ozon, Sauerstoff-Mehrschritt-Therapie,	nach Simonton,
Reflexzonenmassage, Bioelektronik.	Krisentherapie nach LeShan.

Paramedizin ist kein Vorrecht der Onkologie; Abb. 1 stellt Maßnahmen bei Kopfschmerzpatienten zusammen; man achte besonders auf die feinsinnige Unterscheidung zwischen Paramedizin und Unfug (Iseler 1984/85).

Es gibt natürlich auch paramedizinische Ansätze in der Psychosomatik und Psychotherapie (Schwarz 1989 a). Wo das folgende Produkt (vgl. Abb. 2) einzuordnen ist, möchte ich gern dem Leser überlassen (s. dazu auch Meerwein 1988).

Einen besonders guten Einfall glaubte wohl Miehle (zit. nach Ritzert 1986) zu haben, als er das ABC paramedizinischer Methoden in der Rheumatologie komponierte (s. unten).

ABC paramedizinischer Methoden in der Rheumatologie

Akupunktur	**N**ußmehl
Bienengift, Brennesselsaft	**O**livenöl, andere Öle, auch intraartikulär
CVitamin .	**P**ille, Procain
Diät	**Q**uininderivate
Extraktion von Zähnen und anderen Herden, Enzyme	**R**habarber
	Sauerkraut (Saft)
Fasten	**T**ransfusionen: Frischblut oder Schwangerenblut, Teufelskralle
Gin, Gelbsucht	
Hitze, Heublumen	**U**ltraschall
Insulininjektionen, Impfstoffe	**V**itamine
Jodbäder	**W**acholder
Kupferbänder	**X**anthippe (keine!)
Lourdes-Besuch, Löwenzahn	**Y**oghurt
Muschelextrakte, Murmeltierfett	**Z**inkpräparate

---

114   R. Schwarz

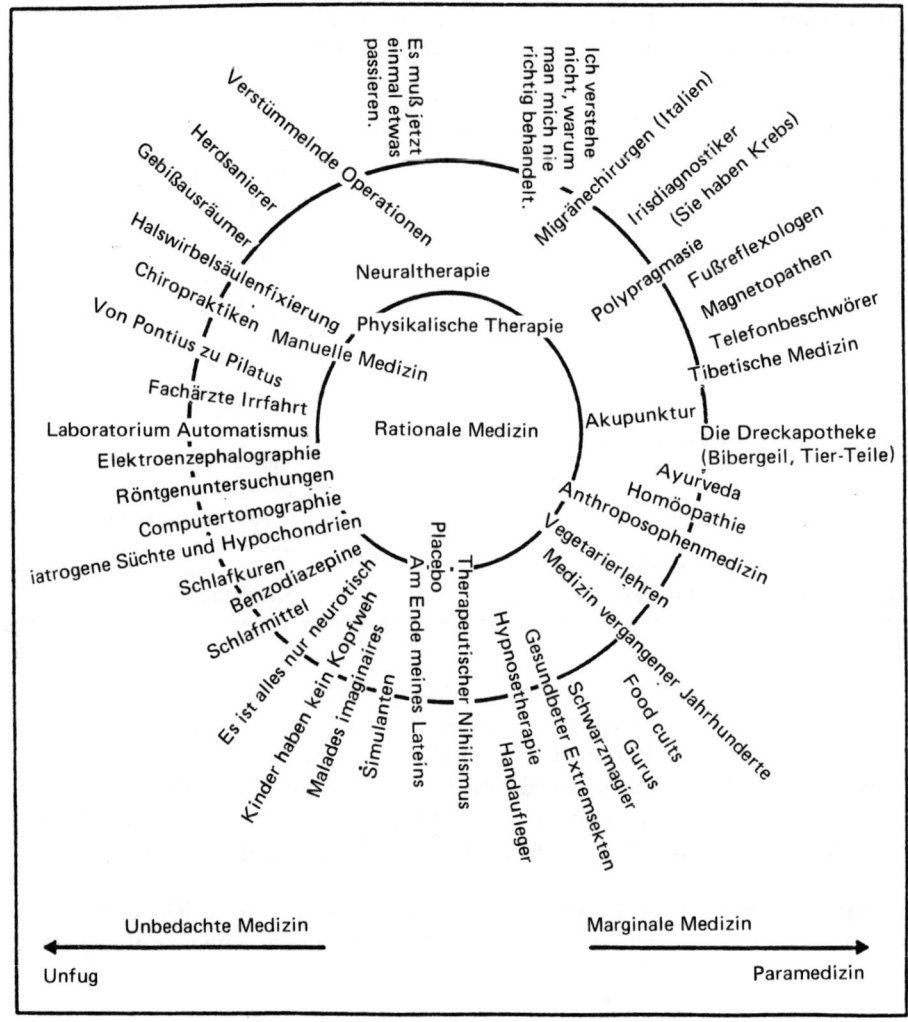

Abb. 1. Paramedizinische Methoden bei Kopfschmerzen

Wie sich insbesondere in dieser letzten Aufstellung zeigt, werden paramedizinisch aktive Patienten sehr schnell als unkritisch, vertrauensselig, als nicht ernstzunehmend, wenn nicht gar als treulos diffamiert und nicht ernst genommen in ihrem Bemühen um ihre eigene Gesundheit, oft vordergründig rationalisiert durch eine paternalistisch entmündigende Sorge um das Bankkonto des Kranken oder seiner Familie.

Die affektiv hochaufgeladene Diskussion macht dann auch rasch deutlich, daß es eine weitere, wesentlich brisantere Spannungslinie gibt, nämlich die zwischen den Vertretern der Schulmedizin und denen der Alternativmedizin, zwischen 2

Ein neuer Test verrät,
ob Sie krebsgefährdet sind

14 Fragen zur Früherkennung

Der Kölner Psychologe Peter Lauster hat den folgenden Krebs-
test mit 14 Fragen ausgearbeitet. Wenn Sie mehr als sechsmal
mit „Ja" antworten müssen, dann sollten Sie einen Psychothera-
peuten um Rat bitten.

	Ja	Nein
1. Haben Sie häufig das Gefühl einer tiefen Hoffnungslosigkeit?		
2. Fühlen Sie sich überfordert, ohne die Fähigkeit zu besitzen, sich ausruhen und entspannen zu können?		
3. Fällt es Ihnen schwer, Ihre Gefühle zum Ausdruck zu bringen?		
4. Fressen Sie häufig Ärger in sich hinein, so daß Sie innerlich vor Wut platzen könnten?		
5. Stellen Sie Ihre eigenen Bedürfnisse immer zurück, um die Harmonie zu Ihrer Umgebung nicht zu gefährden?		
6. Hatten Sie gefühlskalte, abweisende und lieblose Eltern?		
7. Leiden Sie unter sozialer Isolation?		
8. Fühlen Sie sich oft innerlich angespannt und verkrampft?		
9. Wurde Ihr Bedürfnis nach Liebe von den Eltern nur wenig befriedigt?		
10. Haben Sie große Angst vor Lieblosigkeit und Isolation?		
11. Sind Sie überfordernden Lebensereignissen ausgesetzt?		
12. Fühlen Sie sich oft niedergeschlagen, so daß Ihnen Ihr Leben zur Last wird?		
13. Stellen Sie sich selbst stets zurück und lassen anderen den Vortritt?		
14. Leiden Sie darunter, sich ohmächtig zu fühlen und passen sich um der Harmonie willen an?		
Zusammen:		

Abb. 2. Testfrage-
bogen bezüglich
Krebserkrankungen

Konfliktpartnern, die den Patienten oft jeweils als Kronzeugen gegen den anderen auf ihre Seite ziehen wollen. Die gegenseitige Diffamierung spiegelt sich schon in der Wortwahl, die zur Charakterisierung der Gegenseite getroffen wird, wider. So werden eine Vielzahl verschiedener Bezeichnungen oft bedeutungsgleich mit „alternativen Heilmethoden" verwendet (s. folgende Übersicht).

– Alternativmedezin:	Ein anderer Weg zum selben Ziel?
– Paramedizin:	Hier wird entsprechend der Parapsychologie auf magisches Denken und den Glauben an übersinnliche Kräfte angespielt.
– Unkonventionelle, außerschulische, unorthodoxe Heilmethoden – Außenseitermethoden (statt „Quacksalber") – Krebsmedikamente mit fraglicher Wirksamkeit	Diese Bezeichnungen suggerieren eine wissenschaftlich-neutrale Haltung.
– Erfahrungsmedizin – Sanfte Medizin – Ganzheitliche Medizin – Biologische Medizin (Naturheilkunde)	Diese Begriffe suggerieren Natürlichkeit, Heilkraft, Gesundheit, wobei eine Diffamierung der Schulmedizin schon dadurch gegeben ist, daß dieser die entsprechenden Gegenbegriffe unausgesprochen zugeordnet sind.
– Konkurrierende Medizin – Orthomedizin – Schulmedizin	

Die psychosoziale Medizin kann keineswegs Schiedsrichter über die verschiedenen Heilverfahren sein. Ihr Ziel ist es eher, den Patienten, der im Streit um die reine Lehre nicht selten vergessen wird, mehr in den Mittelpunkt zu rücken. Dazu gehört es, sich über das Gesundheits- bzw. Krankheitsverhalten Gedanken zu machen, wozu auch die vom Patienten favorisierten Heilmittel zählen.

Das Phänomen „Paramedizin" wird sich sicher nicht durch Wirksamkeitskontrollen „in den Griff" bringen lassen, sondern wir haben es hier mit Verhaltensweisen zu tun, die aus ihrer Bedeutung im Interaktionsgeschehen zwischen Arzt und Patient und aus den innerseelischen Bemühungen zur Krankheitsbewältigung heraus verstanden werden müssen. Einige Verstehenshilfen geben die Ergebnisse einer *Befragung* mit strukturierten und offenen Fragen, die wir an 3 Patientenkollektiven durchführten.

Dabei lag die folgende *Definition* für „Paramedizin" zugrunde:

Gesundheitsbezogene Verhaltensweisen und Medikationen, die aus der Intention heraus angewandt werden, auf das jeweilige Leiden heilend oder bessernd einzuwirken, ohne daß ein nach naturwissenschaftlichen Kriterien gültiger Beweis der Wirksamkeit erbracht worden wäre.

Tabelle 1 gibt eine Übersicht über die befragten Patientengruppen. Die Häufigkeit der Anwendung paramedizinischer Heilmethoden ist in Tabelle 2 wiedergegeben.

Wir können feststellen, daß ein deutlicher Zusammenhang zwischen der Erkrankungsdauer und der Frequenz der Anwendung paramedizinischer Maßnahmen besteht. Alle hier aufgeführten Patienten nehmen übrigens am Nachsorgeprogramm ihrer Klinik teil, so daß von einer Alternativmedizin im Wortsinne nicht die Rede sein kann.

Vom Ausgangskollektiv der 76 Befragten haben 10 Patientinnen mit Mammakarzinom und 1 Patient mit Kolonkarzinom die Chemotherapie abgebrochen; bei diesen Patienten registrierten wir gleichzeitig eine reduzierte Anwendung paramedizinischer Heilmittel.

Tabelle 1. Beschreibung der Stichprobe

Diagnose	Mammakarzinom	M. Hodgkin	Kolonkarzinom und Lebermetastasen
Stichproben-größe (n)	44	20	12
Therapie	Adjuvante Chemotherapie CMF oder AC	Kurative Chemotherapie und/oder Bestrahlung	Palliative Chemotherapie 5FU/FUDR
Durchschnitts-alter (Jahre)	51,2	35,9	56,0

Tabelle 2. Anwendungsverhalten (*PM* paramedizinisch)

Anzahl der PM-Aktivitäten (n)	Mammakarzinom (44)	M. Hodgkin (20)	Kolonkarzinom (12)
0	22	3	–
1	8	1	6
2	8	5	–
>3	4	11	6
	50 %	80 %	100 %

Eine orientierende Testuntersuchung und Einschätzung der psychischen Abwehr ergab, daß sich unter dieser Gruppe Patienten mit erhöhten Depressivitätswerten und einer verstärkten Neigung zur Verleugnung befanden; auf korrelationsstatistischer Ebene ließ sich sogar ein positiver Zusammenhang zwischen der Anwendung von Paramedizin und Compliance feststellen. Die gereizte Reaktion so mancher Mediziner auf paramedizinische Aktivitäten ihre Patienten dürfte in Unkenntnis dieser Zusammenhänge erfolgen und beruht wohl auch darauf, daß in der Hinwendung zur Alternativmedizin eine Art versteckter Kritik an dem gängigen Medizinbetrieb enthalten ist. Patienten sind aber meistens nicht auf eine Konfrontation aus, sondern sehen ihre Aktivitäten als eine Ergänzung zu der regulären Therapie. Generell fürchten sie Konflikte und sind an einem guten Einvernehmen mit dem behandelnden Onkologen interessiert. Diese Tatsache spiegelt sich auch in unseren Daten wider (Tabelle 3).

Die Patienten wünschen sich in diesem Zusammenhang mehr Toleranz gegenüber der „Paramedizin" und sehen ihre Beziehung zum behandelnden Onkologen dadurch belastet, daß sie den Eindruck haben, ihre außermedizinischen Aktivitäten verschweigen zu müssen. Oft ist es tatsächlich der Arzt, der wörtlich genommen Alternativentscheidungen fordert, indem er verlauten läßt: „Wenn Sie zum Heilpraktiker gehen, dann brauchen Sie sich bei mir nicht mehr sehen zu lassen."

Patienten verlassen von sich aus sehr selten das medizinische System, sondern wenden sich Ärzten zu, von denen sie sich verstanden fühlen. So haben wir festgestellt, daß eine große Zahl, mehr als 50 % dieser Gruppe, auch von schulmedizinisch ausgebildeten Ärzten paramedizinisch behandelt wird (Tabelle 4).

Tabelle 3. Der Patient zwischen Paramedizin und Onkologie

	Mammakarzinom	M. Hodgkin	Kolonkarzinom
Klinik ist informiert			
ja	6	19	12
nein	16	0	0
Haltung der Ärzte			
positiv	3	1	4
gleichgültig	3	4	6
negativ	16	14	2

Tabelle 4. Vermittler paramedizinischer Medikamente

	Mammakarzinom	M. Hodgkin	Kolonkarzinom
Ärzte	18	12	8
Heilpraktiker	2	5	–
Selbstversorger, Angehörige	11	10	–
Sonstige	5	11	2

Wir haben es also nicht mit einer klaren Front zwischen Schulmedizin und Alternativmedizin zu tun, sondern mit einem Konflikt innerhalb der Medizin, und zwar wahrscheinlich zwischen Medizinern der Universitätskliniken und niedergelassenen Ärzten.

Die Entlarvung von Scheinmedikamenten, v. a. wenn sie Schaden anrichten, ist eine wichtige Sache (Nagel 1989). Wenn wir uns aber nicht auch um die Beweggründe sowohl der Verordner, also der Ärzte, wie auch der Patienten kümmern, sondern uns statt dessen darauf beschränken, Methodenkritik zu üben und Wirksamkeitsdefizite nachzuweisen, dann erschöpfen wir uns in einer Sisyphus-Aufgabe. Die betreuerische Arbeit mit krebskranken Menschen erfordert viel mehr, die verborgene Rationalität oder Sinnhaftigkeit deren Verhalten zu verstehen – wobei parallel laufende, „alternative" Aktivitäten der Patienten durchaus zum Normalfall gehören.

Im folgenden möchte ich einige Gründe anführen, die Krebspatienten – und in komplementärer Weise oft auch ihre Ärzte – veranlassen, die Grenzen der naturwissenschaftlich gesicherten Erkenntnisse zu überschreiten. Angesichts ungewisser Therapiemöglichkeiten, v. a. in fortgeschrittenen Krankheitsstadien, will der Patient nichts unversucht lassen und kann oft selber nicht einschätzen, welchen wissenschaftlichen Status die jeweiligen Therapieansätze haben; dazu kommt das Bedürfnis, sich nicht passiv den Ärzten zu überlassen, sondern aktiv in der Therapie mitzuwirken.

Die Patienten sahen dabei v. a. folgende *Erwartungen und Motivationen* („Theorien"):

- die körpereigene Abwehr stabilisieren,
- Wirkung der Chemotherapie unterstützen,

– Nebenwirkung der Chemotherapie reduzieren,
– sich der gesunden Natur zuwenden,
– nichts versäumen,
– nicht alles der Klinik überlassen.

Die Patienten erwarten von paramedizinischen Aktivitäten *keine* Heilung per se, sondern eine Unterstützung der medizinischen Behandlung.

Die vermuteten Wirkungsmechanismen paramedizinischer Heilweisen entsprechen oft der persönlichen Auffassung des Patienten von Krankheit als ein den ganzen Organismus betreffendes Geschehen. Insbesondere die weltanschaulich fundierten oder auf ein holistisches Konzept gegründeten paramedizinischen Schulen sind kongruent mit Vorstellungen der Laienmedizin.

Wenn insbesondere naturwissenschaftlich ausgerichtete Ärzte den Laientheorien der Patienten keine Beachtung schenken, sie nicht ernst nehmen oder gar abwerten, sind Differenzen vorprogrammiert mit der Gefahr eines inneren Beziehungsabbruchs oder einer Beziehungsspaltung in „gut" auf seiten der Naturheilkunde und „böse" in bezug auf die naturwissenschaftliche Medizin.

Eine solche Entwicklung wäre doppelt unglücklich, da auf diese Weise Spaltungstendenzen verstärkt würden, die meiner Beobachtung nach sehr oft eine Art seelisches Korrelat zu dem malignen Prozeß im körperlichen Bereich im Sinne einer Regression darstellen. Auch der Krebs kennt keine Ambivalenz, hier gilt das Alles-oder-nichts-Gesetz. Im Sinne der Spaltung werden auch Beziehungspartner Extrempositionen zugeordnet, die durch das Leben oder die Zerstörung gekennzeichnet sind. Wenn Patienten aus einem ebenfalls stark akzentuierten Sicherheitsbedürfnis heraus auch nur ganz selten das medizinische System verlassen, so wenden sie sich mit ihrem Bedürfnis nach Verständnis und Unterstützung dann leicht außermedizinischen Angeboten zu, wodurch sich die Spaltung zwischen körperlichem Geschehen und seelischen Prozessen noch zusätzlich vertieft. Die innerseelischen Abwehrprozesse werden auf diese Weise durch äußere Beziehungsprobleme fixiert.

In diesem Kontext können natürlich alle Heilungsversuche, auch die paramedizinischen, in den Dienst der psychischen Abwehr treten. Solange gehandelt wird, besteht keine Notwendigkeit, Phantasien und Ängste über Abschied, Verlust, Trauer und schließlich das Sterben zuzulassen. Insbesondere im fortgeschrittenen Krankheitsstadium sind Patienten sehr empfänglich auch für ganz vage Heilungsversprechen, allerdings nicht nur von seiten der Alternativmedizin oder Alternativpsychosomatik, sondern auch gegenüber den oft sehr heroischen, schulmedizinischen Behandlungsangeboten. Während auf seiten der Ärzte hier oft Hilflosigkeits- und Ohnmachtsgefühle abgewehrt werden, sind es oft magische Vorstellungen, die Patienten bewegen, große Opfer – möglicherweise zur Wiedergutmachung – auf sich zu nehmen, wie es manche Fastenkuren und überteuerte paramedizinische Arzneien bedeuten.

Durch ein Betreuungsangebot des Onkologen, das über die spezifische Therapie des Grundleidens hinausgeht und das auch alternativmedizinische Aktivitäten toleriert, läßt sich vielfach einem Beziehungsabbruch vorbeugen – zum Nutzen des Patienten, der dann seinen Arzt als Gesprächspartner behält. Vielleicht werden dann allzu exotische, nicht selten auch schädliche und kostspielige Aktivitäten der Patienten unnötig.

Literatur

Hoenn K (Hrsg) (1955) Hippokrates auserlesene Schriften. Artemis, München
Iseler H (1984/85) Hauptschwierigkeiten der Kopfschmerzbehandlung. In: Barolin GS, Kascha
   S, Schmid U (Hrsg) Kopfschmerz. Enke, Stuttgart, S 17–33
Meerwein F (1988) Kritisches zu modernen Heilslehren für Krebskranke. Schweiz Ärztez 69:
   96–102
Nagel GA (1989) Krebsmedikamente mit fraglicher Wirksamkeit. Zuckschwerdt, München
Ritzert B (1986) Therapeutische Spurensuche. MMW 128:17–20
Schwarz R (1989a) Paramedizin in der Arzt-Patient-Beziehung. Z Allg Med 65:871–875
Schwarz R (1989b) Der Stand der Forschung zur sogenannten prämorbiden Krebs-
   persönlichkeit. In: Verres R, Hasenbring M (Hrsg) Jahrbuch der medizinischen Psychologie,
   Bd 3: Psychosoziale Onkologie. Springer, Berlin Heidelberg New York Tokyo, S 30–41

Sachregister